膳食药材的 选购与煲制

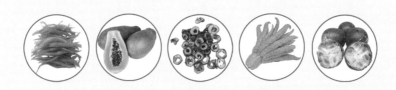

◎聂阳 主编

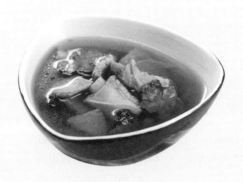

SPM 南方出版传媒

广东科技出版社 | 全国优秀出版社

· 广 州 ·

图书在版编目（CIP）数据

膳食药材的选购与煲制/聂阳主编 . —广州：广东科技出版社，2021.12
ISBN 978 - 7 - 5359 - 7776 - 2

Ⅰ . ①膳… Ⅱ . ①聂… Ⅲ . ①中药材—基本知识 Ⅳ . ①R282

中国版本图书馆 CIP 数据核字（2021）第 231724 号

膳食药材的选购与煲制
Shanshi Yaocai De Xuangou Yu Baozhi

出 版 人：严奉强
责任编辑：马霄行
封面设计：林少娟
责任校对：陈　静
责任印制：彭海波
出版发行：广东科技出版社
　　　　　（广州市环市东路水荫路 11 号　邮政编码：510075）
销售热线：020 - 37607413
http://www.gdstp.com.cn
E-mail：gdkjbw@ nfcb.com.cn
经　　销：广东新华发行集团股份有限公司
印　　刷：广州市东盛彩印有限公司
　　　　　（广州市增城区新塘镇太平洋十路二号，邮政编码：510700）
规　　格：889mm×1194mm　1/16　印张 18　　字数 360 千
版　　次：2021 年 12 月第 1 版　　2021 年 12 月第 1 次印刷
定　　价：75.00 元

编　委　会

序
Preface

　　民以食为天。中医推崇"养生之道，莫先于食"，煲汤、煲粥、煲凉茶使人们在膳食中既享受到食物营养，又得到药物防治疾病和调理身体的作用。随着我国社会的发展，人们生活节奏的加快，这些有着广东地域特色的饮食和养生方式，受到全国越来越多人的追捧。

　　凡诸草木，产之有地；根叶花实，采之有时。若不择而用之，其效难得。煲汤、煲粥、煲凉茶，既不是中药和食材的简单"混搭"，也不是数小时的"乱炖"，而是一门融合中医药理论和膳食烹饪知识、处处皆"技巧"的学问。如何购得货真质优的膳食药材，如何煲制出营养、安全的保健膳食，本书给出了通俗易懂的解答。

　　编者收集和整理有关煲汤、煲粥、煲凉茶的文献资料，针对读者在选购药材、煲制膳食时存在的诸多误区、盲点，选取常用膳食药材上百种，依用药部位归类，介绍了每种药材的选购、煲制技巧，符合一般人群的认知过程和阅读习惯。本书内容图文并茂，较为全面地讲述了有关药材真伪品、优劣品的识别，优等品的选购，膳食的煲制与加工过程，特别是"煲制实例"项，可操作性强，读者可以即学即用。本书融系统性、实用性、可读性为一体，将极大满足对"煲"感兴趣人群的学习需要，是一部贴近生活、老少咸宜的科普读物。

　　本书旨在顺应现代人生活方式和健康理念的变迁，普及科学的中药膳食养生知识，传承广东地方特色养生技艺，传播"药材好、煲得好、健康好"的科学思想。当前，我国正在推进中医药服务百姓健康行动，本书的出版，将有助于舌尖上的广东"煲"惠泽天下，为实施健康中国战略贡献力量。谨此向读者推荐。

广东药科大学教授　朱盛山

2021 年 2 月

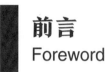

前言
Foreword

中医自古有"寓医于食""药食同源"之说。古人将中药防病治病与饮食美味相结合，开创了简便易行的中药膳食养生之路，变"良药苦口"为"良药可口"。广东人历来善用中药膳食养生，煲汤、煲粥、煲凉茶是广东人传统的养生之道，因此，民间有"一个广东人，半个老中医"的俗语。

本书遴选广东"煲"常用膳食药材100种，针对读者在选购、煲制时易错、易忽视的细节编写而成。全书分为三部分，共十二章：第一部分，介绍膳食药材基本知识；第二部分，介绍常用膳食药材的选购与煲制；第三部分，附录。其中，第二部分对膳食药材的介绍包括三大项：第一大项"药材简介"，第二大项"选购技巧"，第三大项"煲制技巧"。每个大项下又包含若干个小项，简明扼要地介绍了膳食药材的性味归经、功效、选购和煲制等内容。

本书可读性强，标题、内容微格化编排，条目清晰，要点准确，同时配以精美图片，让读者一目了然，便于查阅。全书适当减少了晦涩术语，易学易懂，易于操作，可指导读者选购货真质优的膳食药材，进行科学合理的煲制加工，读者可以居家自选中药、轻松DIY中药膳食。

本书的编写得到各位编者所在单位及领导的大力支持，还获得广州市科技计划项目资助，在此表示衷心的感谢！由于编者水平所限，书中难免存在疏漏与不足之处，恳请广大读者提出宝贵意见，以便再版时改正和完善。

编　者
2021 年 3 月

目录
Contents

第三部分

附　录

目录

第一部分
膳食药材
基本知识

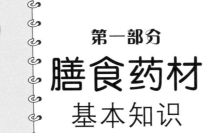

第一章
中医药与膳食保健

"药食同源"是中医特有的健康理论，经数千年的有效实践，历久弥新，在融入百姓生活"治未病"方面优势明显。但膳食药材的正确使用，离不开中医药理论的指导。

一 中药之性味归经

中药之所以能够针对病症发挥基本治疗作用，是因为各中药具有各自的特性和作用，前人称之为中药的偏性，即以药物的偏性纠正疾病所表现出来的阴阳偏盛或偏衰。中药治病的特性和作用统称为中药的性能，主要包括性、味、归经等。

1 中药的性（药性）

药性可分为寒、热、温、凉四种，又称为四性或四气，其反映药物对人体阴阳盛衰、寒热变化的作用倾向。寒凉与温热是完全不同的两类药性，而寒与凉、温与热则分别具有共同性，只是程度上存在差异，寒性较小的即为凉性，热性较小的即为温性。

此外，还有一些平性药，其寒热之性不很明显，作用比较平和，既可用于热证，又可用于寒证。但平性不是绝对的，也有偏寒和偏热的不同。

寒性药物大多具有清热泻火、解毒、凉血、养阴等作用，凉性药物的作用则以疏散表邪、平肝、凉肝、安神为主，寒凉药物主要用于热证或功能亢进的疾病。

温热药物大多具有温里散寒、补火助阳、补气、行气活血、祛风解表、化湿、开窍等作用，主要用于寒证或功能减退的疾病。

平性药物药性平和，多为滋补药，可用于体质衰弱、不能适应寒凉或温热性质中药者。

常见中药药性归类见表1-1。

表 1-1　常见中药药性归类

药性		中药
寒性	寒	车前子、天冬、牛蒡子、生地黄、白花蛇舌草、白茅根、半枝莲、灯心草、郁金、金银花、鱼腥草、木蝴蝶、夏枯草、桑叶、黄连、绿豆、牛蒡
	微寒	川贝母、丹参、玉竹、石斛、玄参、白芍、决明子、百合、麦冬、牡丹皮、沙参、枇杷叶、茵陈、胖大海、柴胡、益母草、桑椹、通草、淡竹叶、菊花、墨旱莲
凉性		女贞子、西洋参、罗汉果、荞麦、薏苡仁、薄荷
温性	温	丁香、三七、川芎、五加皮、五味子、龙眼肉、白术、白芷、冬虫夏草、当归、肉苁蓉、大枣、杜仲、陈皮、玫瑰花、使君子、狗脊、核桃、小茴香、荔枝核、厚朴、桂枝、海马、黄芪、鹿茸、紫苏叶、黑枣、锁阳
	微温	人参、山楂、广藿香、巴戟天、红花、杏仁、何首乌、熟地黄
热性	热	干姜、仙茅、花椒、荜茇、胡椒
	大热	肉桂
平性		山楂、天麻、太子参、乌梅、牛膝、甘草、白木耳、白果、麦芽、灵芝、芡实、阿胶、金樱子、茯苓、香附、枸杞子、莲子、荷叶、党参、黄精、桑寄生、菟丝子、哈蟆油、黑木耳、黑芝麻、酸枣仁、藕节

② 中药的味（药味）

药味是指药物的辛、甘、酸、苦、咸五种最基本的味道，此外还有涩味、淡味，但五味是最基本的味道，所以仍然总称为五味。不同的味有不同的作用，味相同的药物，其作用有相近或共同之处。药味中辛、甘、淡属阳，酸、苦、咸属阴。

辛味药：有发散、行气、活血的作用。一般治疗外感表证的药物有桂枝、紫苏叶、薄荷等，治疗气滞证的药物有香附、陈皮等，治疗瘀血阻滞的药物有川芎、红花等。

甘味药：有补益、和中、缓急等作用。一般治疗虚证的滋补强壮药有党参、熟地黄等，可缓急止痛、调和药性的药物有大枣、甘草等。

酸味药：有收敛、固涩的作用，并能生津开胃、收敛止汗。一般具有酸味的药物多用于治疗自汗、泄泻等，如山茱萸、五味子涩精敛汗，五倍子涩肠止泻。

　　苦味药：有清泄火热、泄降气逆、通泄大便、燥湿、坚阴的作用。清泄者如栀子，适用于热盛心烦等；降泄者如杏仁，适用于肺气上逆的喘咳；通泄者如大黄，适用于热结便秘；燥湿者如苍术，适用于湿证；坚阴者如黄柏、知母，适用于肾阴虚亏而相火亢盛的痿病，具有泻火存阴的意义。

　　咸味药：有软坚散结、泻下的作用，多用以治疗痰核、痞块及热结便秘等，如瓦楞子软坚散结、芒硝泻下通便等。

　　淡味药：有渗湿、利尿的作用，多用以治疗水肿、小便不利等，如通草、茯苓、薏苡仁等利尿药，皆有淡味。

　　涩味药：与酸味药的作用相似，多用以治疗自汗、泄泻、尿频、滑精、出血等症，如龙骨、牡蛎涩精，赤石脂涩肠止泻。

　　常见中药药味举例见表1-2。

表1-2　常见中药药味举例

药味	中药
辛味	红花、川芎、紫苏、藿香、生姜、益智仁、肉桂、茴香、花椒、薄荷、陈皮
甘味	丹参、锁阳、沙参、黄芪、桑椹、百合、熟地黄、党参、甘草、大枣、天冬
酸味	五味子、吴茱萸、马齿苋、佛手、石榴皮、五倍子、山楂、乌梅、荔枝
苦味	绞股蓝、白芍、骨碎补、赤芍、栀子、槐米、决明子、柴胡
咸味	蛤蚧、鹿茸、龟甲、海藻、昆布
淡味	茯苓、猪苓、薏苡仁
涩味	白果、莲子

③ 中药的归经

　　归，即药物作用的归属；经，即人体的脏腑及其经络。归经，即药物对人体脏腑及其经络的选择性作用，药物归属某经，就会对该脏腑及其经络的病变起主要或特殊的治疗作用。药物的归经不同，其治疗作用也不同。归经一般采用十二脏腑经络法表述，常直接写成归心经、肝经、脾经、肺经、肾经、胃经、大肠经、小肠经、膀胱经、胆经、心包经或三焦经等。掌握归经有助于提高用药的准确性，可根据病变所属脏腑及其经络循行部位而选择用药。如治疗各种原因引起的头痛时：白芷善治前额头痛，柴胡善治头侧痛，羌活善治后头痛。治疗各种原因所致喘证时：杏仁归肺经，能够宣降肺气而平喘，治疗肺气上逆引起的喘咳；补骨脂归肾经，能够补肾纳气以定喘，治疗肾虚不能摄纳引起的喘证。

二 中医辨体质

体质是指人在生命过程中，在先天遗传、后天获得的基础上产生的不同阶段的身体特征。中医用药与养生重视个体的差异，对于不同的个人体质和不同的疾病属性，其用药和养生方法各有不同。体质的变化决定健康的变化。人的体质具有相对的稳定性，但在一定范围内也具有动态可变性、可调性，因此体质养生有很好的实用价值，通过调养，可以使体质向好的方面转化。体质养生就是顺应体质的稳定性，优化体质，改善体质。

根据中华中医药学会于 2009 年颁布的《中医体质分类与判定》标准，中医将基本体质分为 9 种，包括 1 种平和体质、8 种偏颇体质。不同体质类型在形体特征、生理特征、心理特征、病理反应状态、发病倾向等方面各有特点。

① 平和质（A 型）

总体特征：阴阳气血调和，以体态适中、面色红润、精力充沛等为主要特征。

形体特征：体形匀称健壮。

常见表现：面色、肤色润泽，头发稠密有光泽，目光有神，鼻色明润，嗅觉通利，唇色红润，不易疲劳，精力充沛，耐受寒热，睡眠良好，胃纳佳，二便正常，舌色淡红，苔薄白，脉和缓有力。

心理特征：性格随和开朗。

发病倾向：平素患病较少。

适应能力：较强。

② 气虚质（B 型）

总体特征：元气不足，以疲乏、气短、自汗等气虚表现为主要特征。

形体特征：肌肉松软不实。

常见表现：平素语音低弱，气短懒言，容易疲乏，精神不振，易出汗，舌淡红，舌边有齿痕，脉弱。

心理特征：性格内向，不喜冒险。

发病倾向：易患感冒、内脏下垂等病，病后康复缓慢。

适应能力：不耐受风、寒、暑、湿邪。

③ 阳虚质（C 型）

总体特征：阳气不足，以畏寒怕冷、手足不温等虚寒表现为主要特征。

形体特征：肌肉松软不实。

常见表现：平素畏冷，手足不温，喜热饮食，精神不振，舌淡胖嫩，脉沉迟。

心理特征：性格多沉静、内向。

发病倾向：易患痰饮、肿胀、泄泻等病，感邪易从寒化。

适应能力：耐夏不耐冬，易感风、寒、湿邪。

④ 阴虚质（D 型）

总体特征：阴液亏少，以口燥咽干、手足心热等虚热表现为主要特征。

形体特征：形体偏瘦。

常见表现：手足心热，口燥咽干，鼻微干，喜冷饮，大便干燥，舌红少津，脉细数。

心理特征：性情急躁，外向好动，活泼。

发病倾向：易患虚劳、失精、不寐等病，感邪易从热化。

适应能力：耐冬不耐夏，不耐受暑、热、燥邪。

⑤ 痰湿质（E 型）

总体特征：痰湿凝聚，以形体肥胖、腹部肥满、口黏苔腻等痰湿表现为主要特征。

形体特征：形体肥胖，腹部肥满松软。

常见表现：面部皮肤油脂较多，多汗且黏，胸闷，痰多，口黏腻或甜，喜食肥甘甜黏，苔腻，脉滑。

心理特征：性格偏温和、稳重，多善于忍耐。

发病倾向：易患消渴、中风、胸痹等病。

适应能力：对梅雨季节及湿重环境适应能力差。

⑥ 湿热质（F 型）

总体特征：湿热内蕴，以面垢油光、口苦、苔黄腻等湿热表现为主要特征。

形体特征：形体中等或偏瘦。

常见表现：面垢油光，易生痤疮，口苦口干，身重困倦，大便黏滞不畅或燥结，小便短黄，男性易出现阴囊潮湿，女性易出现带下增多，舌质偏红，苔黄腻，脉滑数。

心理特征：容易心烦急躁。

发病倾向：易患疮疖、黄疸、热淋等病。

适应能力：对夏末秋初的湿热气候、湿重或气温偏高的环境较难适应。

⑦ 血瘀质（G型）

总体特征：血行不畅，以肤色晦黯、舌质紫黯等血瘀表现为主要特征。

形体特征：胖瘦均可见。

常见表现：肤色晦黯，色素沉着，容易出现瘀斑，口唇黯淡，舌黯或有瘀点，舌下络脉紫黯或增粗，脉涩。

心理特征：易烦，健忘。

发病倾向：易患癥瘕、痛证、血证等。

适应能力：不耐受寒邪。

⑧ 气郁质（H型）

总体特征：气机郁滞，以神情抑郁、忧虑脆弱等气郁表现为主要特征。

形体特征：形体瘦者为多。

常见表现：神情抑郁，情感脆弱，烦闷不乐，舌淡红，苔薄白，脉弦。

心理特征：性格内向不稳定、敏感多虑。

发病倾向：易患脏躁、梅核气、百合病及郁证等。

适应能力：对精神刺激适应能力较差，不适应阴雨天气。

⑨ 特禀质（I型）

总体特征：先天失常，以有生理缺陷、易发过敏反应等为主要特征。

形体特征：过敏体质者一般无特殊；先天禀赋异常者或有畸形，或有生理缺陷。

常见表现：过敏体质者常见哮喘、起风团、咽痒、鼻塞、打喷嚏等，患遗传性疾病者有垂直遗传、先天性、家族性特征，患先天性疾病的母体会影响胎儿个体生长发育并具有相关疾病特征。

心理特征：禀质不同情况各异。

发病倾向：过敏体质者易患哮喘、荨麻疹、花粉症及药物过敏等，患遗传性疾病者常见血友病、先天愚型等，患先天性疾病者常见五迟（立迟、行迟、发迟、齿迟和语迟）、五软（头软、项软、手足软、肌肉软、口软）、解颅、胎惊等。

适应能力：差，如过敏体质者对易发生过敏的季节适应能力差，易发生宿疾。

不同类型的体质在人群、地域的分布上有一定的规律，如气虚质多分布在西部、东北地区，可能与西部高海拔、低气压，以及东北气温比较低有关；痰湿质多见于生活安逸的中老年男性；湿热质多见于南部和东部地区，可能与这些地区高温多雨、常吃热量大的食物有关；血瘀质多见于南方地区，脑力工作者尤其女性多见；出现气郁质的人群越来越多，可能与生活节奏快、压力大有关。

三 依体质选膳食

体质往往决定人体对致病因素的易感性、疾病过程的倾向性，不同体质者选择的中药、食材也不同。

① 平和质（A型）

平和质者脏腑气血功能正常，对四时寒暑及地理环境适应能力强，一般不需要特殊调理，但也会受到外界影响，如：夏季炎热，人体出汗较多，易耗伤阴津，可选用滋阴清热的中药；梅雨时节天气潮湿，可选用健脾祛湿的中药。

可选中药：百合、玉竹、银耳、枸杞子、北沙参、南沙参、茯苓、山药、莲子、薏苡仁等。

可选食材：赤小豆、绿豆、马蹄、冬瓜、丝瓜、梨、鲫鱼、鸭肉、兔肉等。

② 气虚质（B型）

气虚质者宜吃性平偏温的、具有补益作用的中药或食材，尽量少吃或不吃耗气的食物，不宜多食生冷苦寒、辛辣燥热的食物。

可选中药：人参、西洋参、党参、太子参、白术、黄芪、山药、大枣等。

可选食材：小米、糯米、南瓜、胡萝卜、土豆、香菇、猪肚、牛肉、羊肉、鸡肉、鸡蛋、鹌鹑（蛋）、泥鳅、黄鳝等。

③ 阳虚质（C型）

阳虚质者宜吃甘温补脾阳、温肾阳的中药或食材，少食生冷、苦寒、黏腻食物。

可选中药：鹿茸、杜仲、肉苁蓉、蛤蚧、冬虫夏草等。

可选食材：核桃、腰果、板栗、红茶、生姜、羊肉、鸡肉、带鱼、黄鳝、鲍鱼、虾、海带、荔枝、龙眼、榴莲等。

④ 阴虚质（D型）

阴虚质者多有肾、肺、胃或肝的症状，宜吃滋阴清热的中药或食材，应根据不同的阴虚症状选用，少食温燥、辛辣、香浓的食物。

可选中药：女贞子、山茱萸、五味子、麦冬、天冬、玉竹、枸杞子、桑椹、龟甲、北沙参、南沙参、黄精、罗汉果、百合、石斛等。

可选食材：黑芝麻、蜂蜜、马蹄、冬瓜、丝瓜、苦瓜、黄瓜、莲藕、菠菜、西红柿、鸭肉、猪肉、石榴、葡萄、柠檬、苹果、梨、香蕉等。

⑤ 痰湿质（E型）

痰湿质者养生重在祛除湿痰、畅达气血，宜食味淡、性温平的中药或食材，少食肥、甜、油、黏（腻）的食物。

可选中药：黄芪、茯苓、白术、陈皮、山药、薏苡仁、山楂等。

可选食材：玉米、小米、高粱、大麦、黄豆、黑豆、赤小豆、红薯、土豆、冬瓜、白萝卜、荷叶、紫菜、海带、鲫鱼、鲤鱼、鲈鱼、文蛤等。

⑥ 湿热质（F型）

湿热质者养生重在疏肝利胆、祛湿清热，宜食甘寒或苦寒的中药或食材，少食肥厚油腻、辛温食物。

可选中药：茯苓、薏苡仁、玄参、决明子、金银花、车前草、淡竹叶、溪黄草、木棉花等。

可选食材：绿豆、苦瓜、冬瓜、黄瓜、马齿苋、莲藕、竹笋、紫菜、海带、兔肉、鸭肉、绿茶、西瓜等。

⑦ 血瘀质（G型）

血瘀质者重在活血祛瘀、补气行气，宜选用调畅气血的中药或食材，少食收涩、寒凉的食物，可少量饮用葡萄酒、糯米甜酒。

可选中药：丹参、红花、当归、三七、川芎、肉桂、桃仁、山楂等。

可选食材：黑豆、生姜、洋葱、大蒜、韭菜、油菜、菇类、螃蟹、海参、金橘、醋等。

⑧ 气郁质（H 型）

气郁质者重在疏肝理气，宜选用理气解郁的中药或食材，少食收敛酸涩的食物。

可选中药：陈皮、菊花、酸枣仁、香附等。

可选食材：高粱、大麦、豌豆、丝瓜、大蒜、洋葱、黄花菜、菊花、玫瑰花、茉莉花、金橘、柑橘、柚子等。

⑨ 特禀质（I 型）

特禀质者饮食上讲究均衡、粗细搭配适当、荤素配伍合理，宜多食益气固表的中药或食材，尽量少食辛辣、腥发食物，不食含致敏物质的食物。

可选中药：人参、防风、黄芪、白术、山药、太子参等。

可选食材：糯米、燕麦、羊肚、泥鳅等。

（四）广东人与中医药膳食

"信中医、爱中医、用中医"是广东人的习惯，他们适应岭南独特的地理和气候，善用中医药，喜好以中药煲汤、煲粥、煲凉茶来防病调养。广东人十分信赖中医药，在日常生活中大量应用中医药，这在全国其他地方是很少见的，这正是中医药寓于生活的直观体现。

① 广东人之体质

一方水土一方病。广东北靠逶迤的五岭，南临浩瀚的南海，属岭南地区。岭南地区的自然气候、地理环境对人体健康的影响，在两千多年前的《黄帝内经》中已有记载。《素问·异法方宜论》载："南方者，天地所长养，阳之所盛处也。其地下，水土弱，雾露之所聚也，其民嗜酸而食胕，故其民皆致理而赤色。"这段经文指出了气候、生活习惯、体质与发病之间的联系。宋代大型方书《太平圣惠方》云："夫岭南土地卑湿，气候不同，夏则炎热郁蒸，冬则温暖无雪，风湿之气易伤人。"元代释继洪的《岭南卫生方》也有专门论述："岭南号炎热，而又濒海，地卑而土薄。炎方土薄，故阳澳之气常泄；濒海地卑，故阴湿之气常盛……人居其间，类多中湿……则居其间者，宜其多寒热疾也。"

广东地区长年潮湿而多雨，故当地医家对六淫致病的认识是"湿为六淫之首"，有别于内地"风为百病之长"的认识；岭南地区所处纬度较低，日照多，气候炎热，因此非常重视对火热病的论治。

② 广东人之膳食

一方水土养一方人。长期生活在岭南特有地理环境下的人群，在中医因时、因地、因人制宜思想的指导下，积累了岭南地域性的防治疾病方法。

岭南地处南方，按照中医五行归属，南方炎热，与火温热、炎上的特性类似，故南方属火。《素问·阴阳应象大论》载："南方生热，热生火。"清代岭南名医何梦瑶的《医碥》明确指出："火在天为热气、暑气，在地为五行之火，在人身为君相之火。"因此，广东人容易上火。凉茶作为岭南地区一种特有的清凉饮料已有数百年的历史，"上火喝凉茶"在当地妇孺皆知，因此有广东人是"喝凉茶长大"的说法。如今凉茶不仅仅是广东人的日常饮品，还是广东的重要文化表征，形成了一种极具地域特色的文化——广东凉茶文化，并已推广到全国各地，还随着广东人的经商、求学而被带到世界各地。

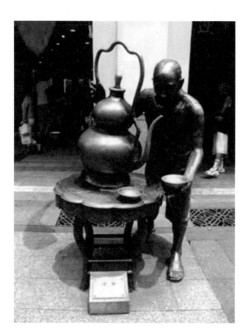

凉茶塑像

中国自古就有"养生之道，莫先于食""药补不如食补"的说法。当感觉身体不适时，广东人喜欢居家自选药材和食材，做成菜肴、汤、粥，以日常饮食进行保健，在品味美食的同时还可以调理身体，变"良药苦口"为"良药可口"。

　　广东人爱煲汤、爱喝汤闻名遐迩，在民间流传有"广东女人可以不会做饭、做菜，却不可不会煲靓汤；广东男人可以不喝酒、不抽烟，但不可一日无汤"的说法。广东人煲汤、喝汤，既可补充因天气闷热、出汗多而造成的水分丢失，又可缓解机体阳泄于外、表阳不固而造成的气虚证。广东人钟爱的老火靓汤，源自中医的食补良方，既取药之效，又取入口之甘甜，并以"甜""润"作为好汤的标准，可见在广东人看来汤与药的意义相当，民间还有"吃饭先喝汤，到老不用开药方"之说。

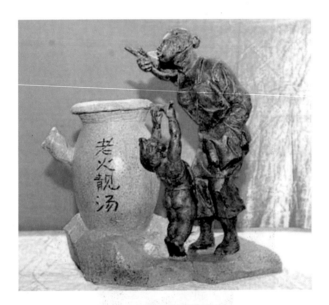

老火靓汤雕塑

　　粥，是广东人重要的主食之一，被誉为"神仙粥"和"天下第一补人之物"。广东人的粥，以品种繁多著称，从富贵到平淡，从清雅到俚俗，白粥、老火粥、生滚粥、粥火锅、砂锅粥等一应俱全。各色街头食店中有一类店专门做粥、粉、面等，墙上大多能看到"粥粉面饭汤"的标识，粥排在最前面，可见粥在广东人饮食中的重要位置。广东人喜欢喝粥有其原因，在闷热的天气中，喝粥有利于降火和消化，还有一定的保健作用。在广东众多粥品中，以老火粥、生滚粥、粥火锅的食疗功效较为明显。

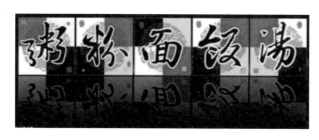

"粥粉面饭汤"的招牌

③ 广东人常用膳食药材

广东人煲汤、煲粥、煲凉茶常用的膳食药材，按功效进行分类，主要包括以下品种。

补益药：巴戟天、西洋参、当归、北沙参、白芍、党参、麦冬、何首乌、天冬、太子参、黄芪、山药、玉竹、甘草、百合、黄精、人参、白术、枸杞子、女贞子、桑椹、龙眼肉、绞股蓝、阿胶、鳖甲、蛤蚧、鹿茸、杜仲。

清热药：生地黄、芦根、知母、青果、栀子、决明子、布渣叶、淡竹叶、金银花、夏枯草、马齿苋、鱼腥草、地骨皮。

解表药：白芷、葛根、升麻、牛蒡子、桑叶、紫苏叶、菊花、薄荷。

止咳化痰药：桔梗、罗汉果、白果、杏仁、昆布、竹茹。

利水渗湿药：赤小豆、薏苡仁、车前子、车前草、茯苓。

第二章
药材选购技巧总论

药材行业鱼龙混杂，质量参差不齐，有商家以假充真、以次充好，尤其名贵药材更是如此。普通民众想购得货真质优的药材，需要掌握一定的辨别、选购技巧。

一 辨别项目

① 真伪辨别

药材商品由于来源不一，同名异物、同物异名的混杂现象相当严重。加之各地用药习惯不同，使用同名但不同属科、不同品种的商品也较普遍。因此，必须根据用药的要求和国家的规定严格鉴别。

② 产地辨别

同一种药材产地不同，品质也可能不一样。自古中医提倡使用地道药材，因此选购药材时需要熟知药材的主要产区，认真观察药材的性状特征。

对于由野生变为家种的药材，更应严格鉴别。除采用一般经验鉴别外，还要进行理化鉴别、对照试验等。如北柴胡野生变家种后，种植一年的产品在外观上虽强于野生柴胡，但其主要成分含量低于野生柴胡，而种植 2~3 年的产品在主要成分上就与野生柴胡相近或略高。

③ 规格等级

药材商品规格等级是其质量优劣的重要标志之一。同一药材由于生长的环境、年限等不同，质量差异很大，常分为不同的规格等级。要熟悉各种药材商品规格等级的要求，按药材商品规格优质优价的原则选择购买。

④ 贮藏质量

药材在贮藏运输等流通环节若保管不当，常会发生虫蛀、发霉、变色、走油等变质现象，轻则质量降低，重则失去药用价值。因此，选购药材时需要认真检查其质量，避免买到低质量的产品。

二 辨别方法

对于药材的真伪优劣辨别，我国历代老药工总结了一套经验鉴别法，该法简便实用，人们只用自己的眼、手、鼻、口、耳等感官就可以鉴别药材。这套鉴别法可分为眼看、手摸、鼻闻、口尝、耳听、水试六法，辨别总原则是先整体后局部，局部则是先上后下、先外后内。

1 眼看

眼看主要是通过观察药材的形状、大小、颜色、表面特征及断面情况来进行鉴别。

（1）看形状。每一种药材都有一定的外形特征，如麦冬呈纺锤形，辛夷花形似毛笔头；有些还有生动的口诀流传，如人参是"芦长碗密枣核艼，紧皮细纹珍珠须"，海马是"马头蛇尾瓦楞身"等。观察时一般不需要预处理，但观察皱缩的全草、叶或花类时，可先浸湿软化后展平观察；观察某些果实、种子类时，可浸软后，取下果皮或种皮观察内部特征。

（2）量大小。通过量药材的长短、粗细、厚薄来辨别其质量，如枸杞子以大者为佳，白花蛇、川贝母以小者为良，当归、党参以条长粗壮者为优。

（3）观色泽。药材的色泽一般是固定的。如益母草是灰绿色或黄绿色的，红花、茜草是红色的，黄连、石斛是黄色的，山药、茯苓是白色的，生地黄、玄参以黑为佳。有的药材因加工不当或贮藏时间过久而发生固有色泽的改变，这往往表示药材质量降低了。

（4）查表面。观察药材表面是光滑的还是粗糙的，有无皱纹、皮孔或茸毛等。如白花前胡的头部有叶鞘残存的纤维毛状物，这是其区别于紫花前胡的重要特征；香橼未成熟果或幼果作为枳壳或枳实药材时，其果顶花柱残基周围有一隆起的环圈（俗称金钱环），这是鉴别该品种的重要依据。

（5）看断面。各种药材有其相对固定的独特结构和内含成分，可从断面观察辨别。对于皮类、长条形的根及茎类药材，可观察其折断时的现象，如易难性、有无粉末飞扬、断面是否平坦，以及颗粒性、纤维性、胶丝及层层剥离情况等。如：杜仲断面有丝，丝淡者质次，无丝者为伪品；党参、防风断面有菊花心；苍术、白术断面有朱砂点；天麻与白及断面呈角质样，半透明。

对于不易折断或折断面不平坦的药材，可用刀切开，观察皮、木两部分的比例、色泽及射线与维管束的排列状态。如黄芪有菊花心、粉防己有车轮纹、大黄有朱砂点。

② 手摸

通过手感触药材的软硬、轻重、滑涩等性质可进行药材鉴别。

（1）手捏。用手指捏压药材，感觉其软硬程度、是否有弹性，可以鉴别某些药材的真伪优劣。如黄芪软而绵韧、当归软而柔、紫草染手、鹿茸毛光滑舒适、土茯苓折之有弹性。

（2）手摸。手摸药材表面，可感觉其光滑或粗糙程度。如山药粉性足而光滑。

（3）手衡。手托药材，感觉其轻重。主要用于矿物类药材的辨别。

③ 鼻闻

某些药材含有挥发性物质，因而带有特殊的气味，可用鼻闻来鉴别。

（1）直接闻。某些药材气味较浓，可直接闻到。如薄荷有清凉香气，当归气味芳香。

（2）揉搓后闻。某些花叶类和全草类药材散发的气味较微弱，可将样品揉搓至破碎或皱裂后进行嗅闻。如鱼腥草揉搓后可闻到鱼腥气。

（3）折断后闻。某些根、茎类药材散发的气味较微弱，可先将样品折断，嗅闻其断面散出的气味。如黄芪折断后可闻到豆腥气。

（4）热水浸后闻。即用热水浸泡药材样品，然后嗅闻药液的水蒸气。

④ 口尝

药材的味道与其本身含有的成分有关，有些味道是衡量药材质量的标准之一。

（1）舌感。用舌尖接触药材，体验其味道和接触时的感觉。如当归、独活外形相似，但当归味甜而微苦，独活微苦而麻辣。

（2）咀嚼。将药材放入口中嚼一会儿，体验嚼时的感觉和药味。如：大黄咀嚼时有沙砾感，粘牙，味苦而微涩；石斛味淡而黏滑，有渣；乌梅、木瓜、山楂以味酸为佳；黄连、黄柏以味苦为佳；甘草、党参以味甜为佳；荜茇以味辛辣为佳。

⑤ 耳听

通过耳听药材运动时发生的声音来辨别药材。

（1）敲听。使物体与药材或药材之间相互撞击，听其发出的声音。如光山药，听敲击声可比较质量。

（2）摇听。将药材来回摇摆，听其发出的声音。如罗汉果，听其摇摆时有无声音发出是判别其质量的方法之一。

（3）折听。折断药材，听其折断时发出的声音。如北沙参，听其折断声可判别干湿程度。

⑥ 水试

将药材放入水中，观察其在水中的溶解、染色、膨胀、沉浮情况或物理和化学反应，可辨别药材的真伪优劣。

（1）水溶。将药材置清水中，观察其溶解情况。如红花入水，水变成金黄色，而花不褪色；西红花入水，水变成黄色，无沉淀，柱头膨胀呈喇叭状。

（2）滴水。滴水于药材表面，观察其变化。如将水滴在蟾酥表面，水滴处可呈乳白色隆起。

（3）加热。将药材置于热水中或放在常温水中加热，观察其变化。如菟丝子投入热水中，种皮破裂后会露出黄白色卷须形的胚，形如吐丝；胖大海投入热水中会膨大呈海绵状，可达原体积的 6~8 倍。

（4）沉浮：将药材放入清水中，观察其沉浮状况。如青黛撒于水面不下沉，沉香则以沉水者质量为佳。

第三章
膳食煲制技巧总论

有人准备了膳食药材，却不清楚如何煲制，或不注意加工、煲制细节，导致膳食保健功效降低，更有甚者将"治病膳食"弄成"致病毒食"。因此，掌握膳食药材煲制技巧非常有必要。

一 药材加工

1 中药鲜品与陈药之选

中药以植物药居多，有人认为吃中药就像是吃蔬菜，越新鲜越好。但现实情况是无论在药店还是在医院药房，人们买到的中药都是经过炮制的陈药。中药到底是鲜品好还是陈药好？

（1）一般的中药越新鲜越好，但煎煮时要加量。越是新鲜的中药，它的药物成分保留得越好，效果也自然就越好。如白茅根无论用于清热、止血还是利尿，均宜使用鲜品；清热生津止呕的芦根，也以鲜品疗效较好；鲜石斛的清热生津作用强于干石斛，特别是用于治疗热病时更加明显。鲜品和陈药煎法一样，但如果用鲜品应该加量煎煮，因为它含有的水分较多。

（2）需要加工、炮制的中药，鲜品没有陈药好。为了降低毒性、便于保存或为了改变疗效，有些药物必须经过加工，这时鲜品就没有陈药好。如：橘皮陈放较久的疗效更好，名为"陈皮"；艾叶所含的挥发油对胃肠有刺激作用，而艾叶存放越久，其挥发油逸失越多，副作用也越小，故宜使用陈艾。

（3）有些中药鲜品、陈药各有所长，因而干脆分成两种药。如生姜和干姜，鲜品含挥发油多，能促进发汗，长于解表，而干品在干燥过程中挥发油不断丧失，姜辣素的含量较高，促进消化的作用较强。又如鲜地黄与干地黄都是生地黄，但鲜品长于清热、生津、凉血，而干品的上述作用较弱，但有养阴的功效。

② 煲制前加工

将原药材进行净选、切制、炮制而制成一定规格的产品，即为饮片，可分为生品和制品。将净选后的中药进行软化，再切成片、段、块等切制品，一般通称为生品。净药材或生品经炮制所得的饮片称为制品。

（1）净选。指挑选、清除混在药材中的杂物，用清水洗去药材表面的尘土、霉斑或其他不洁之物。

（2）切制。中药经过净选加工、软化处理后，切制成一定规格的片、丝、块、段等饮片类型的炮制工艺，称饮片切制。饮片类型可分为：

极薄片：厚度在0.5毫米以下，适用于质地致密、极坚实的木质类、动物骨骼类及角质类中药。

薄片：厚度为1～2毫米，适用于质地致密坚实、切薄片不易破碎的中药。

厚片：厚度为2～4毫米，适用于质地较松、粉性大、切薄片易破碎的中药。

斜片：厚度为2～4毫米，适用于长条形而纤维性强的中药。

直片（顺片）：厚度为2～4毫米，适用于形状肥大、组织致密和需突出鉴别特征的中药。

丝（包括细丝和宽丝）：细丝宽2～3毫米，宽丝宽5～10毫米，适用于皮类、叶类和较薄的果皮类中药。

段（节）：长度为10～15毫米，适用于全草类和形态细长、内含成分易于煎出的中药。

块：为边长8～12毫米的立方块或长方块，有些药材为了方便炮制和煎煮，需切成不等的块状。

（3）炮制。中药来源于自然界的植物、动物、矿物等，或质地坚硬、粗大，或含有杂质、泥沙，或含有毒性成分等，一般不可直接用于临床，都需要经过加工炮制后才能使用。炮制分为炒制、炙制、煅制、水火共制等。

二 煲制方法

① 锅具首选砂锅

锅具以砂锅为好，因为砂锅材质稳定，不会与中药成分发生反应，且传热均匀缓和。此外，还可选用搪瓷锅、不锈钢锅、玻璃锅，但不可用铜、铁、铝等材质的锅具，以免与中药成分发生反应。

②用水

可用自来水，也可用矿泉水、纯净水或者干净的溪水，但是不能用热水浸泡中药，这是因为热水浸泡后，药物的表面会生成一层膜而影响有效成分的煎出；水的多少以浸过药材上 3 厘米为宜，不可过多，也不可过少（过少影响有效成分的煎出）。

③浸泡

多数中药宜用冷水浸泡，一般浸泡半小时左右，以种子、果实为主的中药可浸泡 1 小时。夏天气温高，浸泡时间不宜过长，以免腐败变质。

④火候及时间

在煲制过程中，一般的中药宜先大火（武火）后小火（文火），即未沸前用大火，沸后用小火保持沸腾。滋补中药多以文火为主，沸后维持 30 ~ 40 分钟；解表药及芳香性中药则应武火急沸，沸后维持 10 分钟即可。

⑤入药方法

在煲制中药膳食时，一般中药与食材可以同时煲制，但有些药材的药性和质地等比较特殊，所以需要讲究入药方法。

（1）先煎。牡蛎、珍珠母、石膏、龟甲、鳖甲等质地坚硬的药材，须先行煎 10 分钟后，再放入其他中药同煎，通常先煎的药材需用过滤袋装起来，以免和其他中药混在一起。

（2）后下。薄荷、砂仁、鱼腥草等含有大量挥发性成分的中药，以及苦杏仁、大黄等久煎后成分容易破坏的中药，宜待其他药物煮到起锅前 5 ~ 10 分钟再放入同煮。

（3）另煎。对于西洋参、人参、冬虫夏草、西红花等贵重中药，为了尽可能减少浪费，需要在另外的容器内煮取汁。

（4）冲服。三七、鹿茸、蕲蛇等用量少的贵重中药，需要碾成细粉用药汁冲服。

（5）烊化。阿胶、鹿角胶、龟甲胶等胶类中药，需要把药物投入煮好的药汁中加热熔化后服用，或加热熔化后，再加入其他药汁一起服用。

此外，大枣、黑枣等外皮较厚的中药，需要在煮前掰开；桃仁、豆蔻、茯苓等块较大的中药，需要捣碎后再一起煮。

（三）膳食调味

保健膳食的制作除了要遵循中医药理论，合理搭配药材与食材外，还需掌握一定的调味窍门，从而让含有中药的膳食吃起来更像美食。

（1）适当添加一些甘味的药材。具有甘味的药材不仅有一定的药性，还可增加膳食的甜味，如汤里加一些枸杞子，不仅能起到滋补肝肾、益精明目的作用，还能让汤更加香甜美味。

（2）用调味料降低药味。日常生活中所用的糖、酒、油、食盐、酱、醋等膳食调味料均可有效降低药味。

（3）将中药熬汁用于制作膳食。可使药性变得温和，又不失药效，还可降低药味，可谓"一举三得"。

（4）中药分量要适中。做膳食时，药材的用量与食材、水的配比要恰当，以降低或稀释膳食中的药味，调配出可以接受的膳食味道。

（5）中药装入布袋中使用。可以防止中药附着在食物上，既减少了药味，还维持了膳食的外观和颜色。

（四）服用方法

保健膳食的服用方法和时间要根据个人具体情况而定，一般情况是煲好后温服，每餐早晚各服用一次。特殊情况下，服用方法也有讲究：

（1）饭前服。多数药物宜饭前服，尤其病位在下的疾病，如肝肾虚损、腰以下部位疾病、肠道疾病等。饭前服则药性易下达，有效成分易吸收，疗效较好。

（2）饭后服。对胃肠有刺激的药物应饭后服，如消导药、抗风湿药等。病位在上的疾病，如心肺胸膈、胃脘以上的病症，宜饭后服以使药性上引。

（3）餐间服。在两餐之间服药，可避免食物对药物的影响。治疗脾胃病的药物宜餐间服。

（4）空腹服。凡滋补类中药，宜早晨空腹服，以便于充分吸收。

（5）睡前服。有安眠镇静作用的药物，宜睡前1小时服用。

（6）隔夜服。驱虫药睡前服一次，次日晨，空腹再服一次，则肠道内的寄生虫更易被杀伤。

（7）服用温度。

温服：一般汤剂均需要温服，特别是对胃肠道有刺激作用的中药。

冷服：即将煮好的膳食放凉后服用。一般寒剂宜冷服，适用于热证。凡是解毒药、止吐药、清热药均应冷服。

热服：将煮好的膳食趁热服下。一般热剂宜热服，适用于寒证。如外感风寒时一定要热服，且服后还需盖好衣被，或吃点儿热粥，以帮助出汗，更好地发挥药效。

第二部分

常用膳食
药材的选购与
煲制技巧

本部分遴选煲汤、煲粥、煲凉茶常用药材100种，介绍其真伪、优劣识别方法和要点，从煲制前、中、后三个阶段指导煲制技巧。

本部分依据中药的用药部位，将上述100种药材分成九大类（根类、根茎类、果实类、种子类、叶类、花类、全草类、动物类、其他类）依次介绍，以便于读者根据手边中药的外形查阅。每种中药的介绍分为三大项：①药材简介，主要包括名称、来源、别名、性味归经、功能主治；②选购技巧，主要包括药材性状、经验鉴别、真伪鉴别、规格分等；③煲制技巧，主要包括应用宜忌、注意事项、用法用量、煲前处理、煲制入药、调味品食、煲制实例。

第四章
根类药材

巴戟天

巴戟天为茜草科植物巴戟天的干燥根。

【别名】

鸡肠风、鸡眼藤、黑藤钻、兔仔肠、三角藤、糠藤。

【性味归经】

味甘、辛，性微温。归肾经、肝经。

【功能主治】

补肾阳，强筋骨，祛风湿。用于阳痿遗精，宫冷不孕，月经不调，少腹冷痛，风湿痹痛，筋骨痿软。

选购技巧

药材性状

扁圆柱形，略弯曲，长短不等，直径 0.5 ~ 2 厘米。表面灰黄色或暗灰色，具纵纹及横裂纹，有的皮部横向断离露出木部；质韧，断面皮部厚，紫色或淡紫色，易与木部剥离；木部坚硬，黄棕色或黄白色，直径 1 ~ 5 毫米。气微，味甘而微涩。

经验鉴别

长连珠形，断面紫黑。韧皮龟裂，木部具棱。

真伪鉴别

伪品1：羊角藤，多呈圆柱形，略弯曲，表面颜色似巴戟天，具纵皱纹及横纹，有的皮部断裂而露出较粗的木质心，似扭曲的麻绳，皮部较薄，颜色略同巴戟天而较浅，味淡、涩。

伪品 2：虎刺，根呈圆柱形，中间常分数节，较巴戟天为短，表面棕褐色或黑褐色，从节痕处横裂露出木质心，形成长短不等的节状如连珠，是自然形成的，与人工捶扁的巴戟天完全不同。皮坚硬，味苦、微甜。

规格分等

栽培的巴戟天比野生的巴戟天质优，以条大肥壮、呈连珠状、肉厚色紫者为佳。

煲制技巧

应用宜忌

宜 阳痿，早泄，后背与膝盖疼痛，不育，不孕，妇女性冷淡。

忌 凡火旺泄精、阴虚水乏、小便不利、口舌干燥者忌服。

注意事项

因药性相反，巴戟天恶丹参、雷丸。

用法用量

饮片可用于煲汤、煲粥，每剂 3 ~ 10 克。

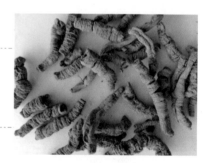

抽心巴戟天

煲前处理

用时润透或蒸过，抽去木质心，切成 3 厘米长的段。亦可打成粉再煲制。

煲制入药

煲汤 随主料一起入锅煲制。武火煲沸，文火煲制。

煲粥 先煎煮去渣取汁，后加米煮熟。

调味品食

可加入生姜、食盐、葱等调味。

煲制实例

煲汤　杜仲巴戟猪尾汤

主料：巴戟天10克，杜仲10克，大枣15克，猪尾500克。

制作：①杜仲、巴戟天浸泡，洗净；大枣洗净。②猪尾洗净，斩件，飞水。③将适量清水放入煲内，煮沸后加入所有材料，猛火煲滚后改用小火煲2小时，加食盐调味即可。

适宜人群：腰酸腿软、腰膝冷痛、阳痿尿多者。可益精壮阳、壮腰固肾、强筋健骨。

煲粥　五味巴戟天粥

主料：巴戟天10克，五味子6克，粳米50克。

制作：将五味子、巴戟天放入加清水的砂锅中，煎煮取1000毫升汁液，再用汁液熬粳米，待煮成粥状即可。

适宜人群：阴阳两虚型糖尿病患者。可滋阴壮阳、固精缩尿。

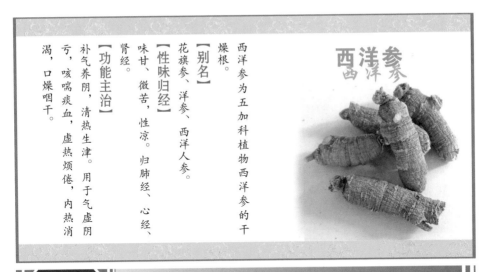

【功能主治】

补气养阴，清热生津。用于气虚阴亏，咳喘痰血，虚热烦倦，内热消渴，口燥咽干。

【性味归经】

味甘、微苦，性凉。归肺经、心经、肾经。

【别名】

花旗参、洋参、西洋人参。

西洋参为五加科植物西洋参的干燥根。

西洋参

选购技巧

药材性状

呈纺锤形、圆柱形或圆锥形，长3～12厘米，直径0.8～2厘米。表面浅黄褐色或黄白色，可见横向环纹及线形皮孔状突起，并有细密浅纵皱纹及须根痕。主根中下部有一至数条侧根，多已折断。有的上端有根茎（芦头），环节明显，茎痕（芦碗）圆形或半圆形，具不定根（芋）或已折断。体重，质坚实，不易折断，断面平坦，呈浅黄白色，略显粉性，皮部可见黄棕色点状树脂道，形成层环纹棕黄色，木部略呈放射状纹理。气微而特异，味微苦、甘。

经验鉴别

柱状纺锤，质坚体重。皮淡黄色，具细皱纹。断面类白，一圈环纹。树脂道显，气味浓香。

真伪鉴别

西洋参原产于北美洲，野生者称"野参"，栽培者称"种参"。野生者为上品，价格昂贵。种参一般枝条大，无芦头、须根，但有一二枝权，身多直纹，切断面呈黄白色，心实，无菊花纹。

伪品1：生晒参，为人参的干燥根经加工伪充西洋参。断面菊花心不明显，淡棕黄色至淡灰棕色。质地轻泡。气清淡，味初淡后稍苦。

伪品2：劣质西洋参，为已人工提取了有效成分的西洋参。折断面灰白色，形成层环扩散成暗棕红色，韧皮部仍可见红棕色小点，干枯不显油性。质地僵硬。气味清淡，嚼之初先苦后甘，数咽后即淡而无味。

规格分等

商品西洋参分长支、短支、统货等几种规格：①根形短粗，体长 2 ~ 5 厘米的为短支；②根长大于 5 厘米的为长支；③根体长短不一、粗细不等的称统货。长支、短支还可根据根体大小再分出不同的规格。无论何种规格的西洋参，均以断面黄白色、平坦，可见树脂道斑点，形成层环明显，无青支，无红支，无病疤，无虫蛀，无霉变，条匀，质硬，体轻，表面横纹紧密，气清香，味浓者为佳。

◀【煲制技巧】▶

应用宜忌

宜 可补气养阴，宜用于体热证者，如口干烦躁、手心发热、脸色发红、体乏无力。

忌 中阳衰微、胃有寒湿、咳嗽有痰、口水多或水肿者忌服。

注意事项

因药性相克，不宜与藜芦同用；不能和萝卜一起服用；服用时，不能同时喝茶、喝咖啡。

用法用量

饮片、鲜品均可用于煲汤、煲粥、煲凉茶。每剂 3～6 克。

煲前处理

切片，洗净。煲粥时可研磨成末。

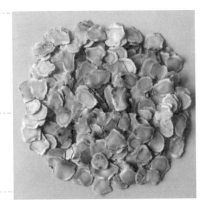

西洋参片

煲制入药

煲汤 随主料一起入锅煲制。武火煲沸，文火煲制。

煲粥 随主料一起入锅煲制。

煲凉茶 随其他料水煮，取汁。

调味品食

可加入生姜、食盐、白糖等调味。每天早晨空腹、晚上临睡前食用最佳，西洋参片可一同服下。

煲制实例

煲汤 西洋参银耳鲤鱼汤

主料：西洋参 6 克，枸杞子 6 克，银耳 20 克，鲤鱼 300 克。

制作：①西洋参洗净；银耳、枸杞子泡发，洗净；鲤鱼治净，切长段。②将鲤鱼、西洋参、银耳、枸杞子放入汤煲中，加水至盖过材料，用大火煮沸。③改用小火炖 50 分钟，加食盐调味即可。

适宜人群：体质虚弱、感冒未愈、消化不良者。可滋阴清热，补脾益气。

煲粥 西洋参大枣粥

主料：西洋参 3 克，太子参 10 克，大枣 10 颗，粳米 50 克。

制作：①西洋参洗净，置清水中浸泡一夜，切片；大枣洗净，去核；粳米去杂质，淘洗干净。②砂锅置火上，加水适量，下入西洋参、大枣、粳米，大火煮沸后，加入太子参，转小火熬煮至粥黏稠即可。

适宜人群：四肢无力、气虚体弱者。可益气补虚，美容养颜。

煲凉茶 　**洋参麦冬茶**

主料：西洋参3克，麦冬10克，灯心草6扎，大枣3颗。

制作：将大枣洗净，与西洋参、麦冬、灯心草同放入砂锅中，加水，煎煮取汁，加入冰糖，溶化搅匀即可。

适宜人群：气阴不足、精神不振、气短懒言、疲劳乏力、久咳少痰者。可益气养阴，健脾开胃。

白芷为伞形科植物白芷或杭白芷的干燥根。

【别名】香白芷、杭白芷、川白芷。

【性味归经】味辛，性温。归胃经、大肠经、肺经。

【功能主治】解表散寒，祛风止痛，宣通鼻窍，燥湿止带，消肿排脓。用于感冒头痛，鼻塞，牙痛，疮疡肿痛。

白芷

选购技巧

药材性状

呈长圆锥形，长10~25厘米，直径1.5~2.5厘米。表面灰棕色或黄棕色，根头部钝四棱形或近圆形，具纵皱纹、支根痕及皮孔样的横向突起，有的排列成四纵行。顶端有凹陷的茎痕。质坚实，断面白色或灰白色，粉性，形成层环棕色，近方形或近圆形，皮部散有多数棕色油点。气芳香，味辛、微苦。

经验鉴别

白芷根壮，圆柱锥形。表面棕灰，楞疙瘩丁。断面灰白，环纹较清。肉白粉性，气香浓芬。

真伪鉴别

伪品：岩白芷，外观呈圆柱形或圆锥形，稍弯曲，表面黄棕色至红棕色，根头部有环纹，四周有少数呈毛状的基生叶柄残基；质脆，易折断，断面皮部白色，木部黄白色，有少数裂隙；闻之气微，无芳香味，口尝味淡而后口甜。

规格分等

以独枝条粗壮、体重、质硬、粉性足、香气浓者为佳，条瘦小、体轻泡、粉性小、香气淡薄者次之。

煲制技巧

应用宜忌

宜 风寒感冒，头痛，眉棱骨痛，齿痛，目痒泪出，鼻塞，鼻渊，湿盛久泻，肠风痔漏，赤白带下，痈疽疮疡，瘙痒疥癣，毒蛇咬伤。

忌 阴虚血热者忌服。

注意事项

杭白芷的品质较好，但产量较少。

用法用量

饮片可用于煲汤、煲凉茶。每剂 3 ~ 10 克。

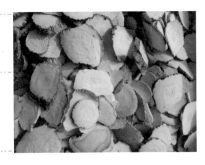

白芷片

煲前处理

使用前洗净、切片即可。

煲制入药

煲汤 随主料一起入锅煲制。武火煲沸，文火煲制。

煲粥 随主料一起入锅煲制，或打成粉在粥将煮成时加入。

调味品食

可加食盐调味。

煲制实例

煲汤 白芷枸杞鱼头汤

主料：白芷10克，枸杞子15克，鱼头1个（约500克）。

制作：①白芷润透，切薄片；枸杞子去果柄、杂质，洗净；鱼头去鳃，洗净，剁成4块。②将主料及适量姜、葱、料酒同放炖锅内，加水适量，武火煲沸，再用文火炖30分钟，加入食盐调味即成。

适宜人群：鼻流脓涕、牙痛、疮疡肿毒、肌肤不润者。可散风止痛、消肿排脓、润肤美容。

煲粥 白芷大枣粥

主料：白芷10克，大枣10颗，粳米200克。

制作：将大枣、白芷分别洗净，放锅中，加清水500毫升，加粳米，武火煮开5分钟，改用文火煮30分钟，成粥，趁热分次饮用。

适用人群：外感风寒致鼻塞、头痛、眉棱骨痛者。可祛风解表、宣通鼻窍。

桔梗

桔梗为桔梗科植物桔梗的干燥根。

【别名】苦桔梗、铃铛花、包袱花、梗草、四叶菜、白药、土人参。

【性味归经】味苦，性平。归肺经。

【功能主治】宣肺，利咽，祛痰，排脓。用于咳嗽痰多，胸闷不畅，咽痛音哑，肺痈吐脓。

选购技巧

药材性状

呈圆柱形或略呈纺锤形，下部渐细，有的有分支，略扭曲，长7～20厘米，直径0.7～2厘米。表面淡黄白色至黄色，不去外皮者表面黄棕色至灰棕色；具纵扭皱沟，并有横长的皮孔样斑痕及支根痕。上部有横纹。有的顶端有较短的根茎或不明显，其上有数个半月形茎痕。质脆，断面不平坦，形成层环棕色，皮部黄白色，有裂隙，木部淡黄白色。气微，味微甜后苦。

经验鉴别

去皮白色，纵皱纹多。芦如狮头，菊花纹心。

真伪鉴别

伪品：丝石竹，外观多呈圆锥形或长圆锥形，长 10 ~ 15 厘米，直径 2 ~ 5 厘米，表面为棕黄色或灰棕黄色，有扭曲的纵沟纹；体轻，质坚实，切开断面不具备正品的特征，有棕白色相间的纹理，无棕色环形纹，形成层不显著，可见异型维管束 2 ~ 3 轮；闻之虽气微弱，但口尝味苦涩而辣。

规格分等

以根肥大、白色、质充实、味苦者为佳。

煲制技巧

应用宜忌

宜 咳痰不爽，咽喉肿痛，肺痈。

忌 凡气机上逆、呕吐、呛咳、眩晕、阴虚火旺、咳血者不宜用，胃及十二指肠溃疡者慎服。

注意事项

用量过大易致恶心呕吐。

用法用量

饮片可用于煲汤、煲凉茶，每剂 3 ~ 10 克。

煲前处理

使用前洗净、切片即可。

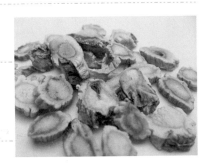

桔梗片

煲制入药

煲汤 随主料一起入锅煲制。武火煲沸，文火煲制。

煲凉茶 可加入适量的蜂蜜，用沸水泡茶。

调味品食

可加食盐、白糖等调味。

煲制实例

煲汤 菊花桔梗雪梨汤

主料：桔梗5克，菊花5朵，雪梨1个。

制作：①桔梗、菊花洗净，加1200毫升水煮开，转小火继续煮10分钟，去渣留汁。②加入适量冰糖搅匀，盛出待凉。③雪梨洗净，削去皮，梨肉切丁，加入已凉的汁中即可。

适宜人群：风热感冒、咽喉肿痛、咽干口燥、高血压者。可清热润肺，止咳化痰。

煲凉茶 桔梗宣肺茶

主料：桔梗3克，甘草3克，绿茶2克。

制作：将桔梗、甘草入杯中，放入绿茶后，用开水浸泡10分钟即可。

适宜人群：风热咳嗽、痰多色黄、咽喉肿痛者。可宣肺降气，疏风清热。

葛根

葛根为豆科植物野葛的干燥根。

【别名】

粉葛、干葛、葛条、甘葛。

【性味归经】

味甘、辛，性凉。归脾经、胃经、肺经。

【功能主治】

解肌退热，生津止渴，透疹，升阳止泻，通经活络，解酒毒。用于外感发热头痛、项背强痛，口渴，消渴，麻疹不透，热痢，泄泻，眩晕头痛，中风偏瘫，胸痹心痛，酒毒伤中。

选购技巧

药材性状

干燥块根呈长圆柱形，药材多纵切或斜切成板状厚片，长短不等，长20厘米左右，直径5~10厘米，厚0.7~1.3厘米。白色或淡棕色，表面有时可见残存的棕色外皮，切面粗糙，纤维性强。质硬而重，富粉性，并含大量纤维，横断面可见由纤维所形成的同心性环层，纵切片可见纤维性与粉质相间，形成纵纹。无臭，味甘。

经验鉴别

葛根切成块片形，纤维多似棉毛绒。外皮粗糙有皮孔，切面黄白或淡棕。野葛粉少纹不显，甘葛粉多条纹明。

真伪鉴别

伪品：紫藤根，表面呈棕褐色，具不规则的细裂纹、纵皱和不明显的皮孔样突起；质亦硬，不易折断，断面黄白色，有明显密集的小孔，无正品的其他特征；闻之气微，口尝味微苦。

规格分等

以块肥大、质坚实、色白、粉性足、纤维少者为佳，质松、色黄、无粉性、纤维多者质次。

煲制技巧

应用宜忌

宜 表证发热，项背强痛，麻疹不透，热病口渴，阴虚消渴，热泻热痢，脾虚泄泻。

忌 易于动呕、脾胃虚寒、胃中无火者慎用。

注意事项

野生葛根粉少。

用法用量

鲜品、饮片可用于煲汤、煲粥。每剂10~15克。

煲前处理

煲汤 切片或切成小四方块状。

煲粥 可把葛根洗净后磨成粉。

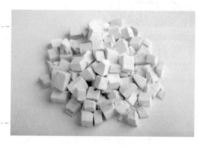

葛根块

煲制入药

煲汤 随主料一起入锅煲制。武火煲沸，文火煲制。

煲粥 随米煮成稀粥即可。

调味品食

可加食盐、姜片、葱等调味。

煲制实例

煲汤 葛根黄鳝汤

主料：葛根15克，山药60克，枸杞子5克，黄鳝2条。

制作：①山药去皮，洗净，切片；枸杞子洗净；黄鳝治净，切段，汆水。②净锅上火，调入适量食盐、葱段、姜片，大火煮开，下入主料煲至熟即可。

适宜人群：暑热烦渴、小便短赤、高血压、肥胖者。可解暑生津，滋补气血。

煲粥 葛根粉粥

主料：鲜葛根100克，粳米150克。

制作：①鲜葛根洗净，切片，用适量清水磨成浆；待沉淀后取淀粉，晒干，备用；粳米洗净。②粳米放入加有适量清水的锅中，先用大火烧沸，再改小火煮；待煮至半熟时，加入葛根粉，再用小火煮至米烂成粥。

适宜人群：外感风热、头痛项强，麻疹初起、透发不畅，脾虚泄泻，热病津伤口渴及消渴患者。可发表解肌，解毒透疹，升阳止泄，生津止渴。

当归

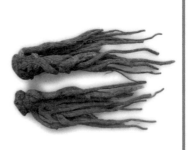

当归为伞形科植物当归的干燥根。

【别名】

秦归、云归、西当归、岷当归。

【性味归经】

性甘、辛,性温。归肝经、心经、脾经。

【功能主治】

补血活血,调经止痛,润肠通便。用于血虚萎黄,眩晕心悸,月经不调,经闭痛经,虚寒腹痛,肠燥便秘,风湿痹痛,跌扑损伤。痈疽疮疡。酒当归活血通经,用于经闭痛经,风湿痹痛,跌扑损伤。

选购技巧

药材性状

根头及主根粗短,略呈圆柱形,长 1.5~3.5 厘米,直径 1.5~3 厘米,下部有 3~5 条或更多的支根,多弯曲,长短不等,直径 0.4~1 厘米。表面黄棕色或棕褐色,有不规则纵皱纹及椭圆形皮孔;根头部具横纹,顶端残留多层鳞片状叶基。质坚硬,易吸潮变软,断面黄白色或淡黄棕色,形成层环黄棕色,皮部有多数棕色油点及裂隙,木部射线细密。有浓郁的香气,味甜、辛,微苦。

经验鉴别

归头有鳞,归身短粗。尾多细长,棕色芳香。

真伪鉴别

常见以独活、东当归、野秦归等冒充当归。道地当归切面发白,油脂圈明显,肉质饱满,香气浓郁,个大、支根少、油性足者为精品。而独活的断面发灰,东当归支根比较多、油性不足,野秦归体形比较长。

规格分等

当归有主根,有支根,当归去掉支根后只余下 1/3,习称当归头,实际上以头身俱全者为精品,以主根粗长、油润、外皮色黄棕、肉质饱满、断面色黄白、气浓香者为佳。

煲制技巧

应用宜忌

宜 一般人群均可食用。

忌 孕妇慎食，慢性腹泻、大便溏薄者不宜食用。

注意事项

通常补血用当归身，活血用当归尾，补血活血用全当归。

用法用量

饮片可煲汤、煲凉茶。每剂 6～12 克。

煲前处理

洗净切片。

煲制入药

煲汤 随主料一起入锅煲制。武火煲沸，文火煲制。

煲凉茶 与其他主料用沸水冲服。

调味品食

加入食盐调味即可。

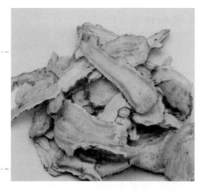

当归片

煲制实例

煲汤 当归桂圆菊花羊蹄汤

主料：当归 6 克，枸杞子 12 克，桂圆 10 克，陈皮 3 克，白菊花 5 克，羊蹄 750 克。

制作：①枸杞子、桂圆、当归、陈皮、白菊花分别洗净；羊蹄处理干净，切块，焯烫后捞出。②将主料放入瓦罐中，加适量水，炖 2 小时，至羊蹄熟烂。③打开盖，加入姜片、白菊花、食盐，煲 5 分钟即可。

适宜人群：老少皆宜，尤其适用于血虚体寒者。可补益心脾、养血安神。

煲凉茶　　当归茶

主料：当归6克，川芎2克。

制作：将主料放入杯中，用500毫升沸水冲泡，约15分钟之后即可饮用。

适宜人群：经期腹痛、腰痛等经期综合征患者及体质虚弱者。可补血理气。

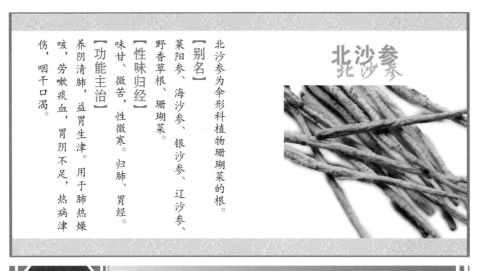

北沙参为伞形科植物珊瑚菜的根。

【别名】莱阳参、海沙参、银沙参、辽沙参、野香草根、珊瑚菜。

【性味归经】味甘、微苦，性微寒。归肺、胃经。

【功能主治】养阴清肺，益胃生津。用于肺热燥咳，劳嗽痰血，胃阴不足，热病津伤，咽干口渴。

北沙参

选购技巧

药材性状

根呈细长圆柱形，偶有分枝，长15~45厘米，直径0.2~1.5厘米。表面淡黄白色，略粗糙，偶有残留外皮；不去外皮的表面黄棕色，有不规则纵沟及裂隙，并有黄棕色横长皮孔及较多点状突起的细根痕。根头渐细，有残留茎基。质坚脆，易折断，断面皮部浅黄白色，形成层环深褐色，木部黄色，放射状。气微香，味微甜。

经验鉴别

白色细长，条纹粗糙。断面细腻，木部黄色。

真伪鉴别

伪品1：迷果芹的干燥根，颈部具密环纹，体部有明显纵皱和横长皮孔样突起，质硬易折断，断面乳白色，气微，具胡萝卜样香气，味淡，微甜。

伪品2：硬阿魏的干燥根，体轻，质脆，易折断，断面乳白色，气微，味淡。

伪品3：石生蝇子草的干燥根，质硬而脆，易折断，断面类白色或淡黄白色，皮部薄，有的已与木部分离，气微，嚼之微有香味。

规格分等

以粗细均匀、长短一致、去净栓皮、色黄白者为佳。

煲制技巧

应用宜忌

宜 热病后期或久病阴虚内热，干咳，痰少，低热，口干，舌红，苔少，脉细弱。

忌 风寒作嗽及肺胃虚寒者忌服。脏腑无实热，肺虚寒客之作嗽者勿服。

注意事项

不可与藜芦、防己同用。

用法用量

饮片可用于煲汤、煲凉茶。每剂5～12克。

煲前处理

洗净，切片。

煲制入药

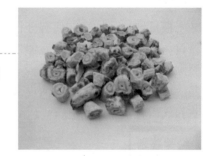

煲汤 随主料一起入锅煲制。武火煲沸，文火煲制。

煲粥 随主料一起入锅煲制。

煲凉茶 只需用开水泡即可。

北沙参片

调味品食

可加食盐、冰糖调味。

煲制实例

煲汤 **玉竹沙参老鸽汤**

主料：北沙参 10 克，玉竹 20 克，杏仁 10 克，老鸽 500 克，猪瘦肉 200 克。

制作：①北沙参、玉竹洗净，猪瘦肉斩小块，备用；老鸽治净，去除内脏，开水焯过，捞出。②所有主料与姜片一同放进砂锅内，加盖大火烧沸，改用小火煲约 2 小时，加食盐调味即成。

适宜人群：阴虚肺热引起口渴、嗓子干燥上火、久咳不止、口舌生疮者，以及大便干燥、食欲不振、干呕不止者。可滋阴益气，清热解毒，润肺养肺。

煲粥 **花生沙参冰糖粥**

主料：北沙参 10 克，花生仁 45 克，粳米 60 克，冰糖适量。

制作：花生仁洗净后捣烂，加入粳米、北沙参同煮，至米烂粥稠时，加冰糖稍煮即可。

适宜人群：肺燥干咳、少痰或无痰及妇女贫血、产后乳汁不足者。可健脾开胃，润肺止咳，养血通乳。

煲凉茶 **沙参茶**

主料：北沙参 10 克，绿茶 3 克。

制作：用 300 毫升开水冲泡后饮用。可加冰糖。

适宜人群：肺热燥咳、虚劳久咳、阴伤咽干喉痛者。可养阴清肺，祛痰止咳。

白芍为毛茛科植物芍药的干燥根。

【别名】

金芍药、金带围、白芍药、殿春花、没骨花、梦尾春。

【性味归经】

味苦、酸，性微寒。归肝经、脾经。

【功能主治】

养血调经，敛阴止汗，柔肝止痛，平抑肝阳。用于血虚萎黄，月经不调，自汗，盗汗，胁痛，腹痛，四肢挛痛，头痛眩晕。

选购技巧

药材性状

　　根圆柱形，粗细较均匀，大多顺直，长 5 ~ 20 厘米，直径 1 ~ 2.5 厘米。表面类白色或淡红棕色，光洁或有纵皱纹及细根痕，偶有残存的棕褐色外皮。质坚实而重，不易折断，断面灰白色或微带棕色，角质样，木部有放射状纹理（俗称"菊花心"）。气微，味微苦而酸。

经验鉴别

　　根条长匀，表皮粉红。质坚体重，断面辐纹。

真伪鉴别

　　伪品：毛果芍药的干燥根，外观多呈长条形，上粗下细，两端不平整，外皮棕色，深浅不等；虽质坚硬而重，也不易折断，但断面无菊花心的特征，而且断面粉性足；闻之亦气微，口尝味微苦而甘。

规格分等

　　以根粗长匀直、皮色光洁、质坚实、断面粉白色、粉性大、无白心或裂断痕者为佳。

煲制技巧

应用宜忌

宜 血虚阴虚之人胸腹胁肋疼痛，肝区痛，胆囊炎胆结石疼痛；泻痢腹痛，妇女行经腹痛；自汗，易汗，盗汗；腓肠肌痉挛，四肢拘挛疼痛，不安腿综合征。

忌 虚寒腹痛泄泻者慎服。

注意事项

不宜与藜芦同用。

用法用量

饮片可用于煲汤、煲粥。每剂 6 ~ 15 克。

煲前处理

洗净，切片。

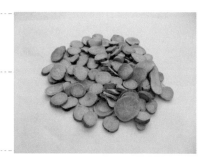

白芍片

煲制入药

煲汤 随主料一起入锅煲制。武火煲沸，文火煲制。

煲粥 制成药袋，随主料一起入锅煲制。

调味品食

可加食盐调味。

煲制实例

煲汤 四物炖鸡汤

主料：白芍 10 克，当归 10 克，熟地黄 10 克，川芎 8 克，乌骨鸡 1000 克。

制作：①白芍、当归、川芎、熟地黄洗净，分别切成薄片，装入洁白的双层纱布袋内。②乌骨鸡斩去脚爪，取出内脏，入沸水中氽一下，再入清水中洗净。③砂锅置大火上，加入鲜汤 1000 克，放入乌骨鸡、药袋，煮沸后撇去浮沫；加姜、葱、料酒，移至小火上炖至鸡肉和骨架松软；加食盐调味，拣去药袋、姜、葱，食鸡饮汤。

　　适宜人群：血虚致月经不调、脐腹作痛及崩中漏下者。可补血养肝，和血调经。

煲粥　白芍麦枣粥

　　主料：白芍20克，大枣30克，小麦25克，糯米150克。

　　制作：①糯米淘洗净，用凉水浸泡1小时，捞出沥干水分；大枣去核洗干净，切两半。②小麦、白芍整理干净，装入纱布袋内，扎紧袋口放入锅内，注入适量水烧沸，改用小火煎煮30分钟。③取出药袋，将大枣和糯米一起放进锅里，用旺火煮沸，改小火煮到糯米软烂，下蜂蜜搅匀即可。

　　适宜人群：病后体虚者、血虚女士、心血管病患者。可补虚养身，补血调理。

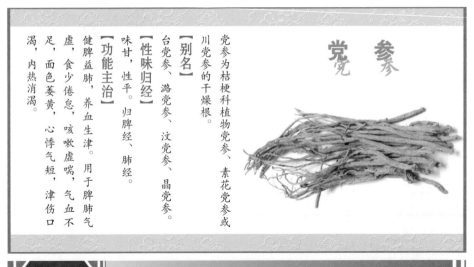

党参

【别名】台党参、潞党参、汶党参、晶党参。党参为桔梗科植物党参、素花党参或川党参的干燥根。

【性味归经】味甘，性平。归脾经、肺经。

【功能主治】健脾益肺，养血生津。用于脾肺气虚，食少倦怠，咳嗽虚喘，气血不足，面色萎黄，心悸气短，津伤口渴，内热消渴。

选购技巧

药材性状

　　呈长圆柱形，稍弯曲，长10~35厘米，直径0.4~2厘米。表面黄棕色至灰棕色，根头部有多数疣状突起的茎痕及芽（俗称狮子盘头），每个茎痕的顶端呈凹下的圆点状；根头下有致密的环状横纹，向下渐稀疏，有的达全长的一半，栽培品环状横纹少或无；全体有纵皱纹及散在的横长皮孔样突起，支根断落处常有黑褐色胶状物。质稍柔软或稍硬或略带韧性，断面稍平坦，有裂隙或放射状纹理，皮部淡棕黄色至黄棕色，木部淡黄色。有特殊香气，味微甜。

经验鉴别

条圆柱形，芦狮头状。全身环纹，断面菊心。

真伪鉴别

伪品1：迷果芹，根头部无"狮子盘头"，略收缩，较平截，上具紫棕色鳞状叶基，中心具芽。根头下部有密集的环纹，质柔润致密，易折断，断面黄白色，中部有黄色木心，具"菊花心"。味甜、微辛，嚼之有胡萝卜味。

伪品2：羊乳参，略呈纺锤形，表面淡黄褐色，外表粗糙，全体密布横环纹，下部有小瘤状突起，体轻，质轻泡，断面白色，裂隙质多，味微苦。

规格分等

以根条粗，皮松肉紧，"狮子盘头"较大、横纹多、断面有菊花心、气香味甜、嚼之无渣者为佳。

煲制技巧

应用宜忌

宜 脾肺虚弱，气短心悸，食少便溏，溃疡，贫血，虚喘咳嗽，内热消渴。

忌 凡中满邪实者，实证、热证者忌服。

注意事项

不宜与藜芦同用。

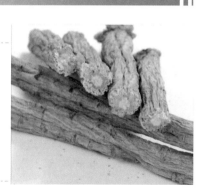

菊花心

用法用量

饮片可用于煲汤、煲粥。每剂 9 ~ 30 克。

煲前处理

洗净切片。

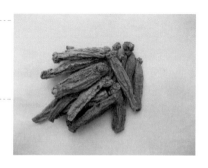

狮子盘头

煲制入药

煲汤 随主料一起入锅煲制。武火煲沸，文火煲制。

煲粥 与粳米一起入锅煲制。

调味品食

可加食盐、白糖等调味。

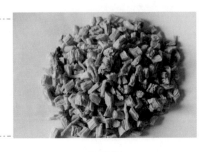

党参段

煲制实例

煲汤 党参何首乌猪骨汤

主料：党参15克，何首乌6克，大枣4颗，猪骨500克。

制作方法：①党参用温水略浸；何首乌用温开水浸2小时；大枣去核，洗净；猪骨飞水洗净，砍段。②猪骨、何首乌放入沸水煲5分钟，刮去泡沫，改小火煲40分钟；加入其他主料及白糖再煲20分钟，加食盐调味即可。

适宜人群：脾胃虚弱、气血两亏、体倦无力者。可补中益气。

煲粥 参芪粳米粥

主料：党参、黄芪各10克，粳米100克。

制作：①党参、黄芪洗净切碎，用冷水浸泡30分钟，入砂锅煎沸15分钟，去汁后再加入冷水如上法再煎煮1次后取汁，将2次煎汁相混。②粳米洗净加水适量，再加入已煎好的药汁中，同煮为粥，加适量白糖即可。

适宜人群：肺脾气虚、体倦乏力、短气自汗、少食便溏者。可补益脾肺，固表止汗。

牛膝

牛膝为苋科植物牛膝的干燥根。

【别名】

怀牛膝、淮牛膝、对节草、土牛膝。

【性味归经】

味苦、甘、酸，性平。归肝经、肾经。

【功能主治】

逐瘀通经，补肝肾，强筋骨，利尿通淋，引血下行。用于经闭，痛经，腰膝酸痛，筋骨无力，淋证，水肿，膝痛，眩晕，牙痛，口疮，吐血，衄血。

选购技巧

药材性状

干燥根呈细长圆柱形，有时稍弯曲，上端较粗，下端较细，长30～90厘米，直径0.5～1厘米。表面呈土黄色或淡棕色，具细微的纵皱纹和稀疏的侧根痕。质坚脆，易折断，断面平坦，微呈角质状。气特殊，味微甜而涩。

经验鉴别

根条长匀，稍有弹性。色泽淡黄，木部黄白。

真伪鉴别

伪品：味牛膝，呈不规则的块状，根茎粗大，多分枝，盘曲结节，有多数具圆形凹陷的茎残基，须根细而丛生，细长圆柱形如马尾状，长约40厘米，表面暗灰色，有环状裂纹，常剥落而露出木部；木心质坚韧，不易折断，断面皮部灰白色，较窄，约为木部的1/3；闻之气微，无特殊气味，口尝味淡。

规格分等

以条长、皮细肉肥、色黄白者为佳。

应用宜忌

宜 经闭，痛经，跌打损伤，腰膝酸痛，下肢痿软，淋证，水肿，小便不利，头痛，眩晕，牙痛，口舌生疮，吐血，鼻出血。

忌 中气下陷、脾虚泄泻、下元不固、梦遗失精、月经过多者及孕妇均忌服。

用法用量

饮片可用于煲汤、煲粥。每剂 5 ~ 12 克。

煲前处理

洗净，润制后切段。

煲制入药

煲汤 随主料一起入锅煲制。武火煲沸，文火煲制。

煲粥 先煎煮去渣取汁，再加糙米煲。

调味品食

加食盐调味即可。

煲制实例

煲汤 牛膝黄鳝汤

主料：牛膝12克，党参6克，威灵仙10克，黄鳝250克。

制作：①党参洗净备用；威灵仙、牛膝洗净，煎取药汁备用；黄鳝收拾干净、切段。②锅中倒水烧沸，下入鳝段汆水。③净锅倒油烧热，入葱末、姜末炒香，再入鳝段炒，倒入水，放入党参、药汁，煲至熟烂，加食盐调味即可。

适宜人群：风湿性关节炎、痛风、体质虚弱者。可补肝肾，壮筋骨，祛风除湿。

煲粥 牛膝粥

主料：牛膝12克，糙米100克。

制作：①牛膝加水200毫升，煎至100毫升，去渣取汁。②倒入糙米，加水500毫升，煮至粥成即可。

适宜人群：风湿性关节炎、关节酸痛、腰腿无力、头晕健忘者。可补益肝肾。

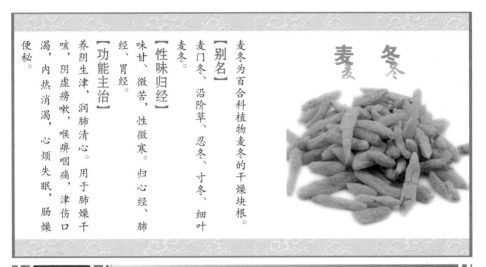

麦冬

【别名】

麦门冬、沿阶草、忍冬、寸冬、细叶麦冬。

【性味归经】

味甘，微苦，性微寒。归心经、肺经、胃经。

【功能主治】

养阴生津，润肺清心。用于肺燥干咳，阴虚痨嗽，喉痹咽痛，津伤口渴，内热消渴，心烦失眠，肠燥便秘。

麦冬为百合科植物麦冬的干燥块根。

选购技巧

药材性状

呈纺锤形，两端略尖，长1.5~3厘米，直径0.3~0.6厘米。表面黄白色或淡黄色，有细纵纹。质柔韧，断面黄白色，半透明，中柱细小。气微香，味甘、微苦。

经验鉴别

梭形肉质，黄白透明。质柔韧性，中有木心。

真伪鉴别

伪品1：禾叶麦冬，呈纺锤形，细长而瘦小，略弯曲。长2~4.5厘米，直径0.2~0.5厘米。表面黄白色，有纹沟及细密的纵皱纹。质坚硬，不易折断，断面平坦，角质样或粉质，中央具细木质心，味淡。

伪品2：竹叶麦冬，膨大呈纺锤形，类似麦冬，没有木质心，质地较硬，干品皱缩明显。

伪品3：萱草块根，完整的根长5~15厘米，中下部膨大成纺锤形块根，多干瘪扭皱纹，有多数纵皱纹及少数横纹。块根呈圆柱形，两端略尖，长2~

4 厘米，直径 8 毫米左右，表面浅灰黄色，有纵皱纹，质柔软；折断面疏松，边缘灰白色，中间黑白色；气微，味微苦而涩。

规格分等

以根肥大、黄白色、质柔韧、嚼之黏性强者为佳。

煲制技巧

应用宜忌

宜 阴虚肺燥，咳嗽痰黏；热伤胃阴或胃阴虚，咽干口渴，大便干结；心阴虚或心经有热，心烦不眠，舌红少津。

忌 脾胃虚寒泄泻、胃有痰饮湿浊及风寒咳嗽者忌服。

注意事项

宜去心后使用。

用法用量

饮片可用于煲汤、煲粥、煲凉茶。每剂 6 ~ 12 克。

煲前处理

泡一会儿，洗净即可。

煲制入药

煲汤 随主料一起入锅煲制。武火煲沸，文火煲制。

煲粥 先煎去渣取汁，再与其他材料一起煮。

煲凉茶 随其他主料用水煮开即可。

调味品食

可用食盐、红糖等调味。

煲制实例

煲汤 麦冬党参兔肉汤

主料：麦冬 12 克，党参、山药各 25 克，大枣 12 颗，兔肉 750 克。

制作：①麦冬、党参、山药洗净，大枣去核；兔肉洗净，切块，先用沸水煮3分钟，再洗净。②所有主料放进瓦煲内，加入清水3000毫升，武火煲沸，改文火煲约3小时，加食盐调味即可。

适宜人群：老少皆宜，尤其适用于高脂血症、糖尿病、痛风患者，为冬日靓汤。可滋阴补气，养神培元。

煲粥　百合麦冬粥

主料：麦冬9克，百合12克，鲜山药100克，粳米50克。

制作：①将麦冬煎汤，去渣取汁备用；鲜山药洗净，刨去外表皮，切碎；百合掰瓣，洗净，加清水浸泡片刻。②粳米淘洗干净，加水适量煮粥，待粥半熟时加入麦冬汁、百合、鲜山药和适量冰糖，煮至粥稠即成。

适宜人群：阴虚咳嗽，以干咳为主，痰少不易咯出者。可滋阴清热，润肺止咳。

煲凉茶　沙参麦冬茶

主料：南沙参8克，麦冬、桑叶各6克。

制作：将主料共置保温杯中，以沸水适量冲泡，盖闷15分钟，代茶频饮。

适宜人群：肺热阴虚、久咳不已、咽燥无痰，或痰涎黏稠而少、不易咯出，伴有虚热、盗汗者。可润肺清燥，止咳。

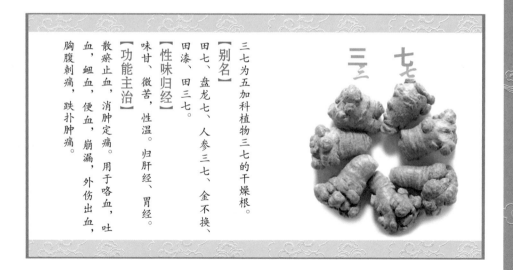

三七为五加科植物三七的干燥根。

【别名】田七、盘龙七、人参三七、金不换、田漆、田三七。

【性味归经】味甘、微苦，性温。归肝经、胃经。

【功能主治】散瘀止血，消肿定痛。用于咯血，吐血，衄血，便血，崩漏，外伤出血，胸腹刺痛，跌扑肿痛。

选购技巧

药材性状

呈不规则类圆柱形或纺锤形，长 3~5 厘米，直径 0.3~3 厘米，顶端有根茎残基。外表灰黄色或棕黑色，有光泽，具断续的纵皱纹及横向隆起之皮孔，并有支根的断痕。质坚实，不易折断，断面木部与皮部常分离，皮部黄色、灰色或棕黑色，木部角质光滑，有放射状纹理。气微，味先苦而后微甜。

经验鉴别

体疙瘩状，铜皮铁身。表有皮孔，疣状突起。断面褐色，木部显明。碴口坚硬，角质光亮。

真伪鉴别

伪品1：水三七，外形长圆或类圆，色灰棕，顶端常见叶基，味苦。水三七与三七形似，但有毒，服用过量易致吐泻，严重者会引起大量出血。

伪品2：藤三七，取其干燥块茎，经加工而成，外形略似，但断面类白色，呈细颗粒或黄棕色角质状，味微甜无苦。

伪品3：莪术，用其根茎雕刻而成，仔细观察，可见刀刻痕迹，外部特征都是伪造的，断面蜡样，不见放射状纹理。味苦伴有轻微姜辣味。

伪品4：菊三七，为不规则的拳形团块，表面灰棕色或棕黄色，有瘤状突起及断续的纵纹和沟纹，并有须根痕，顶端有残留的茎基和芽痕。体重，质硬，不易折断，断面黄白色至淡棕色。气微，味微苦，有微毒。

规格分等

以个大坚实、体重皮细、断面棕黑色、无裂痕者为佳。

煲制技巧

应用宜忌

宜 心脑血管病，高血压，高血脂，贫血。

忌 凡阴虚内热证、热证出血、无瘀血者忌服。孕妇忌服。

注意事项

女性月经期间不宜用。

用法用量

饮片可用于煲汤、煲粥、煲凉茶。每剂 3~9 克；研粉吞服，每次 1~3g。

煲前处理

洗净，切片。可打碎或粉碎，以方便煲制。

煲制入药

煲汤 随主料一起入锅煲制。武火煲沸，文火煲制。

煲粥 先煎煮去渣取汁，后加米煲粥。

煲凉茶 随其他料水煮，取汁即可。

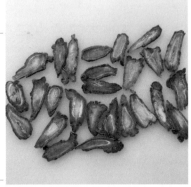

三七片

调味品食

可用食盐、红糖调味。

煲制实例

煲汤 **三七木耳乌鸡汤**

主料：三七5克，黑木耳10克，乌鸡150克。

制作：①三七洗净，切成薄片；黑木耳泡发洗净，撕成小朵；乌鸡收拾干净斩件。②锅中注入清水烧沸，放入乌鸡氽去血沫。③用瓦锅装适量清水，煮沸后加入乌鸡、三七、黑木耳、生姜片，大火煲沸后改用小火煲3小时，加食盐调味即可。

适宜人群：气血虚弱者，妇女刮宫产后、人流术后贫血体虚者。可补血活血，益气强身。

煲粥 **三七首乌粥**

主料：三七5克，何首乌6克，大枣2克，大米100克。

制作：①三七、何首乌洗净，放入砂锅内煎取浓汁。②将大米、大枣及适量白糖放入砂锅中，加水适量，先煮成稀粥，然后放入药汁，轻轻搅匀，文火烧至翻滚，见粥汤黏稠停火，盖紧闷5分钟即可。

适宜人群：老年性高血脂、血管硬化、大便干燥、头发早白、神经衰弱者。可益肾养肝，补血活血。

煲凉茶 三七丹参茶

主料：三七5克，丹参3克，花茶3克。

制作：三七、丹参煎煮取汁，冲泡花茶饮用。

适宜人群：老年冠心病、心绞痛患者。可活血化瘀。

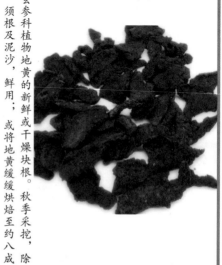

地黄

【别名】

野地黄、酒壶花、山烟根、地黄根。

【性味归经】

生地黄：味甘，性寒。归心经、肝经、肾经。

熟地黄：味甘，性微温。归肝经、肾经。

【功能主治】

生地黄：清热凉血，养阴生津。用于热入营血，温毒发斑，吐血衄血，热病伤阴，舌绛烦渴，津伤便秘，阴虚发热，骨蒸劳热，内热消渴。

熟地黄：滋阴补血，益精填髓。用于血虚萎黄，心悸怔忡，月经不调，崩漏下血，肝肾阴虚，腰膝酸软，骨蒸潮热，盗汗遗精，内热消渴，眩晕，耳鸣，须发早白。

地黄为玄参科植物地黄的新鲜或干燥块根。秋季采挖，除去芦头、须根及泥沙，鲜用；或将地黄缓缓烘焙至约八成干。前者习称鲜地黄，后者习称生地黄。生地黄的炮制加工品为熟地黄。

选购技巧

药材性状

生地黄：多呈不规则的团块状或长圆形，中间膨大，两端稍细，有的细小，长条状，稍扁而扭曲，长6~12厘米，直径3~6厘米。表面棕黑色或棕灰色，极皱缩，具不规则的横曲纹。体重，质较软而韧，不易折断，断面棕黑色或乌黑色，有光泽，具黏性。无臭，味微甜。

熟地黄：为不规则的块片、碎块，大小、厚薄不一。表面乌黑色，有光泽，黏性大。质柔软而带韧性，不易折断，断面乌黑色，有光泽。无臭，味甜。

经验鉴别

生地黄：纺锤长圆，质重柔软。皮灰肉褐，纵横皱纹。

熟地黄：形似生地，黑色柔软。质细略黏，具有光泽。

真伪鉴别

伪品地黄全为饮片，生地黄和熟地黄都有，外形和正品十分相似。伪品通常是取地黄下脚料用水煮烂，加黏性泥土一起煮制后塑形、切片而成。

伪品用冷水浸泡两分钟后水洗，表面会出现大量洗脱物，水黑而浑浊；放置30分钟后，水洗液有大量沉淀物。口尝有类似地黄的味道，但极碜口，且漱口不易漱干净。正品生地黄和熟地黄水洗后水变灰黑色，但无明显沉淀物。

规格分等

以个大、体重、质柔软油润、断面乌黑、味甜者为佳。

煲制技巧

应用宜忌

宜 温热病热入营血，血热毒盛，吐血衄血，斑疹紫黑；津伤口渴，内热消渴；温病伤阴，肠燥便秘。

忌 脾胃虚弱，气滞痰多，腹满便溏者忌服。

用法用量

生地黄、熟地黄均可煲汤、煲粥。生地黄每剂10～15克，熟地黄每剂9～15g。

煲前处理

洗净切小块。

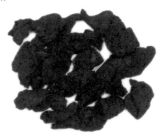

熟地黄

煲制入药

煲汤 随主料一起入锅煲制。武火煲沸，文火煲制。也可用纱布包裹煲制。

煲粥 先煎煮取汁，再和米煲制。

调味品食

煲汤可加食盐调味。煲粥可加冰糖调味。

煲制实例

煲汤 **六味地黄鸡汤**

主料：熟地黄 25 克，山药 20 克，山茱萸 10 克，牡丹皮 8 克，茯苓 8 克，泽泻 5 克，大枣 5 颗，鸡腿 150 克。

制作：①鸡腿剁块，放入沸水中氽烫、捞起、冲净。②将鸡腿和所有药材一道盛入炖锅，加适量水以旺火煮开，转小火慢炖 30 分钟，加食盐调味即成。

适宜人群：肾阴亏虚引起盗汗、腰膝酸软、头晕耳鸣、性欲减退、阳痿早泄者。可滋阴补肾。

煲粥 **地黄枣仁粥**

主料：生地黄 15 克，酸枣仁 15 克，大米 100 克。

制作：将酸枣仁、生地黄先煎，去渣，取上清汁，加入大米，用文火煮成稀粥，待熟时调入白糖即可。

适宜人群：心阴亏虚而致心悸失眠、阴虚火旺、盗汗发热、面赤心烦、口干唇燥、大便干结、小便黄赤、舌红苔黄、脉细数者。可清热止汗，生津止渴，养心安神。

何首乌

【别名】

首乌、赤首乌、拳乌、夜交藤根、夜合、地精。

【性味归经】

味苦、甘、涩，性微温。归肝经、心经、肾经。

【功能主治】

何首乌：解毒，消痈，截疟，润肠通便。用于疮痈瘰疬，风疹瘙痒，久疟体虚，肠燥便秘。

制何首乌：补肝肾，养精血，乌须发，强筋骨，化浊降脂。用于血虚萎黄，眩晕耳鸣，须发早白，腰膝酸软，肢体麻木，崩漏带下，高脂血症。

何首乌为蓼科植物何首乌的干燥块根。制何首乌为何首乌的炮制加工品。

选购技巧

药材性状

　　块根呈纺锤形或团块状，一般略弯曲。长 5 ～ 15 厘米，直径 4 ～ 10 厘米。表面红棕色或红褐色，凹凸不平，有不规则的纵沟和致密皱纹，并有横长皮孔及细根痕。质坚硬，不易折断。切断面淡黄棕色或淡红棕色，粉性，皮部有类圆形的异型维管束作环状排列，形成云锦花纹，中央木部较大，有的呈木心。气微，味微苦而甘涩。

经验鉴别

　　体圆块状，质坚红棕。断面淡黄，纹似菊花。

真伪鉴别

　　伪品 1：白首乌，为萝摩科植物白首乌的干燥根，呈纺锤形或不规则团块，长 3 ～ 10 厘米，直径 1.5 ～ 4 厘米，体轻，表面类白色，多沟纹，凹凸不平，并有横向疤痕及须根痕；切面类白色，粉性，有辐射状纹理及裂隙；气微，味微甜。

　　伪品 2：朱砂七，为蓼科植物朱砂七的块根，俗称山首乌，类圆形或不规则团块状，外皮黄棕色，具多数长短不等的支根或茎的残基；断面黄棕色，粗糙，具多数纵横交错的纤维束；气微，味苦涩。

规格分等

　　以体重、质坚实、粉性足者为佳。

煲制技巧

应用宜忌

　　宜 血虚头昏目眩，心悸，失眠，肝肾阴虚之腰膝酸软，须发早白，耳鸣，遗精，肠燥便秘，久疟体虚，风疹瘙痒，疮痈，瘰疬，痔疮。

　　忌 大便清泄及有湿痰者不宜。

注意事项

　　不可大量服用。

用法用量

饮片可用于煲汤、煲粥。何首乌每剂 3～6g，制何首乌每剂 6～12g。

煲前处理

洗净，切片后浸泡 20～30 分钟。

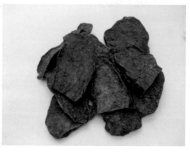

制何首乌

煲制入药

煲汤 随主料一起入锅煲制。武火煲沸，文火煲制。

煲粥 打成粉，煮粥至半熟时再加入煲制。或先煎煮取汁再与米煲制。

调味品食

加食盐、白糖、生姜等调味即可。

煲制实例

煲汤　淡菜何首乌鸡汤

主料：何首乌 6 克，淡菜 150 克，陈皮 3 克，鸡腿 1 只。

制作：①淡菜、何首乌、陈皮均洗净；鸡腿剁块，汆烫洗净。②将所有主料一起盛入锅中，加适量水，用大火煮开，转小火炖煮 1 小时，加食盐调味即可。

适宜人群：精血亏少致白发者，中老年人体质虚弱、气血不足、营养不良者。可补益精血，乌发润发。

煲粥　何首乌粥

主料：何首乌 6 克，大枣 2 颗，粳米 50 克。

制作：①将何首乌洗净晒干，研为细粉；大枣洗净，去核。②粳米与大枣放入砂锅内，加适量水，先煮成稀粥，然后和入何首乌粉，轻轻搅匀，用文火烧至数滚，见粥汤稠黏停火，盖紧闷 5 分钟即可。

适宜人群：老年人肝肾不足、阴血亏损、头晕耳鸣、头发早白、贫血、神经衰弱、高血脂、血管硬化、大便干燥者。可养肝补血，益肾抗老。

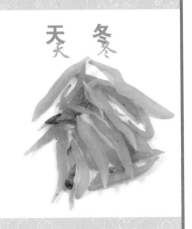

天冬

【别名】
天门冬、乳薯、大当门冬、明天冬、山番薯仔。

天冬为百合科植物天冬的干燥块根。

【性味归经】
味甘、苦，性寒。归肺经、肾经。

【功能主治】
养阴润燥，清肺生津。用于肺燥干咳，顿咳痰黏，腰膝酸痛，骨蒸潮热，内热消渴，热病津伤，咽干口渴，肠燥便秘。

选购技巧

药材性状

块根呈长圆纺锤形，长 6 ~ 20 厘米，中部直径 0.5 ~ 2 厘米。表面黄白色或浅黄棕色，呈油润半透明状。干透者质坚硬而脆，未干透者质柔软，有黏性，断面蜡质样。味甘、微苦。

经验鉴别

纺锤端尖，质半透明。肉厚黄白，断面木心。

真伪鉴别

伪品：羊齿天冬，外观呈纺锤形，根较瘦小，长 2 ~ 8 厘米，直径 0.5 ~ 0.9 厘米，表面黄棕色，残存外皮棕褐色；质硬脆，易折断，断面类白色，有的呈空壳状；闻之气微，口尝味苦，微有麻舌感。

规格分等

以饱满肥大、黄白色、半透明者为佳。

煲制技巧

应用宜忌

宜 阴虚肺热，阴虚发热，干咳，咯血，百日咳，口渴，便秘，肺结核，

第四章　根类药材

糖尿病，慢性支气管炎引起的咳嗽，痛风，遗精，内热消渴，肠燥便秘。

忌 脾胃虚寒、食少便溏者忌服。

用法用量

饮片可用于煲汤、煲凉茶。每剂 6 ~ 12 克。

煲前处理

洗净即可。

煲制入药

煲汤 随主料一起入锅煲制。武火煲沸，文火煲制。

煲凉茶 随其他料用水煮即可。

调味品食

可加食盐、冰糖等调味。

煲制实例

煲汤 天冬川贝猪肺汤

主料：天冬 10 克，川贝母 10 克，南杏仁 10 克，白萝卜 100 克，猪肺 250 克。

制作：①南杏仁、天冬、川贝母均洗净备用；猪肺冲洗干净，切成大件；白萝卜洗净，带皮切成中块。②所有主料与上汤倒进炖盅，加入生姜，隔水炖之，先用大火炖 30 分钟，再用中火炖 50 分钟，后用小火炖 1 小时，加食盐调味即可。

适宜人群：阴虚咳嗽咯血者，肺热咳吐黄痰者，抵抗力差易感冒者。可止咳化痰，润肺去火。

煲凉茶 天冬板蓝根茶

主料：天冬 6 克，板蓝根 3 克，绿茶 3 克。

制作：用 250 毫升开水冲泡后饮用，可加冰糖。

适宜人群：热病发热、口干烦渴、咽喉肿痛、扁桃体炎、口舌生疮者。可清热养阴，解毒。

太子参为石竹科植物孩儿参的干燥块根。

太子参

【别名】

孩儿参、童参、双批七、四叶参、米参。

【性味归经】

味甘、微苦，性平。归脾经、肺经。

【功能主治】

益气健脾，生津润肺。用于脾虚体倦，食欲不振，病后虚弱，气阴不足，自汗口渴，肺燥干咳。

选购技巧

药材性状

　　块根细长纺锤形或细长条形，稍弯曲，长 2 ~ 8 厘米，少数可达 12 厘米，直径 2 ~ 6 毫米，顶端残留极短的茎基或芽痕，下部渐细呈尾状。表面黄白色至土黄色，较光滑，略具不规则的细纵皱纹及横向凹陷，其间有须根痕。质硬脆，易折断，断面平坦，类白色或黄白色，角质样；晒干者类白色，有粉性。气微，味微甘。

经验鉴别

　　体细条长，表面淡黄。皮有皱纹，断面光亮。

真伪鉴别

　　伪品1：石生蝇子草的干燥块根，为单个或数个簇生，呈长圆柱形，多弯曲或稍扭曲，有时有分枝，长 2 ~ 13 厘米，直径 0.2 ~ 0.8 厘米，顶端有多数疣状突起的茎残基或茎痕。表面粗糙，淡黄色或土黄色。断面有大的裂隙，黄白色或类白色，类角质，薄壁组织中不含簇晶。

　　伪品2：宝铎草的根，为数个簇生，圆锥形或细长条形，略弯曲，长 3 ~ 6 厘米，直径 0.1 ~ 0.4 厘米。表面淡黄棕色，质硬而脆，有细纵纹。断面平坦，黄白色，久置灰褐色，折断时常连有细韧的木心。

　　伪品3：云南繁缕的根，为数个簇生，顶端有疙瘩状茎基，根细纺锤形，长 3 ~ 9 厘米，直径 0.2 ~ 0.4 厘米，两端细尾状，外表黄白色，有细纵皱纹。

质脆，断面黄白色，角质样，中柱白色。

规格分等

以条粗、色黄白者为佳。

煲制技巧

应用宜忌

宜 脾虚体弱，病后虚弱，气阴不足，自汗口渴，肺燥干咳。

忌 表实邪盛者不宜用。

注意事项

不宜与藜芦同用。

用法用量

饮片可用于煲汤、煲粥。每剂 9～30 克。

煲前处理

洗净，切段或切片。

煲制入药

煲汤 随主料一起入锅煲制。武火煲沸，文火煲制。

煲粥 先煎煮取汁，再与米煲制。

调味品食

可加食盐、白糖等调味。

煲制实例

煲汤 太子参百合瘦肉汤

主料：太子参 10 克，百合 6 克，罗汉果 1/4 个，猪瘦肉 250 克。

制作：①太子参、百合、罗汉果洗净；猪瘦肉洗净，切厚块。②所有主料放入瓦煲内，加清水适量，武火煮滚后，改文火煲约 2 小时，用食盐调味即可。

适宜人群：气虚肺燥引起咳喘气短、口干舌燥、咽干咳嗽、失眠者。可益气生津，润肺止咳。

煲粥 太子沙参粥

主料：太子参、北沙参、枇杷叶各 10 克，粳米 120 克。

制作：北沙参、枇杷叶煎水取汁，放入太子参、粳米煮成稀粥，以白糖调味即可。

适宜人群：阴虚肺热、咳嗽咽干者。可养阴润燥，清热化痰。

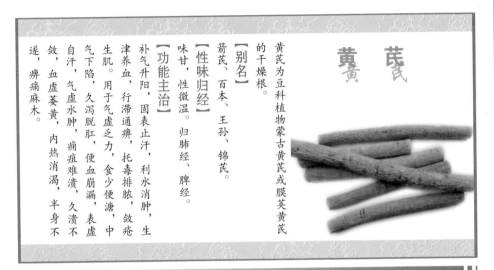

黄 芪

黄芪为豆科植物蒙古黄芪或膜荚黄芪的干燥根。

【别名】

箭芪、百本、王孙、锦芪。

【性味归经】

味甘，性微温。归肺经、脾经。

【功能主治】

补气升阳，固表止汗，利水消肿，生津养血，行滞通痹，托毒排脓，敛疮生肌。用于气虚乏力，食少便溏，中气下陷，久泻脱肛，便血崩漏，表虚自汗，气虚水肿，痈疽难溃，久溃不敛，血虚萎黄，内热消渴，半身不遂，痹痛麻木。

选购技巧

药材性状

根圆柱形，有的有分枝，上端较粗，略扭曲，长 30～90 厘米，直径 0.7～3.5 厘米。表面淡棕黄色至淡棕褐色，有不规则纵皱纹及横长皮孔，栓皮易剥落而露出黄白色皮部，有的可见网状纤维束。质坚韧，断面强纤维性。气微，味微甜，有豆腥味。

经验鉴别

直长糯软无细枝，切断后见菊花纹。

真伪鉴别

常见伪品有锦鸡儿、紫花苜蓿、白香草樨、大野豌豆、兰花棘豆、蜀葵、欧蜀葵、圆叶锦葵等，它们的共同特点：外形亦呈圆柱形，但个体均较小，长

5～50厘米；色近似棕或深棕色；纵纹及皮孔多不全或缺少皮孔，有的根部有分叉；质或坚或韧或脆；断面多呈纤维性或刺状；味或淡而甜、有豆腥味，或微甜无豆腥味，或苦伴很浓的豆腥味，或有刺激性。

规格分等

以条粗长、独枝无权、外皮光、皱纹少、质坚而绵、断面黄白色、粉性足、味甜者为佳。

煲制技巧

应用宜忌

宜 脾胃气虚，表虚自汗，气血两虚，疮疡难溃或久溃不敛，体质虚弱、容易感到疲劳。

忌 阴虚、湿热、热毒炽盛者忌服。

注意事项

孕妇过量服用易出现过期妊娠、产程时间延长、胎儿过大等不良情况。

用法用量

饮片可用于煲粥、煲汤、煲凉茶。每剂9～30克。

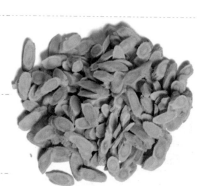

黄芪片

煲前处理

洗净切片后浸泡一段时间。

煲制入药

煲汤 随主料一起入锅煲制。武火煲沸，文火煲制。

煲粥 随主料一起煮开即可。

煲凉茶 随其他料水煮，取汁即可。

调味品食

加食盐调味即可。

煲制实例

煲汤 **黄芪枸杞子猪肝汤**

主料：党参 15 克，黄芪 10 克，枸杞子 10 克，猪肝 300 克。

制作：①猪肝洗净，切片；党参、黄芪洗净，放入砂锅中，加 6 碗水以大火煮开，转小火熬高汤。②熬煮 20 分钟，转中火，放入枸杞子煮约 3 分钟，再放入猪肝片，待水沸后，加食盐调味即可。

适宜人群：气血亏虚者，肝肾不足之两目昏花者，白内障患者，病后、产后体虚者。可补气生血，养肝明目。

煲粥 **黄芪牛肉粥**

主料：新鲜牛肉 100 克，粳米 100 克，黄芪 10 克。

制作：①牛肉洗净，去筋膜后和生姜一起绞烂，加调料调匀备用。②粳米洗净、入锅，加适量水，用旺火烧开一段时间，加入黄芪（纱布包），并改用文火煨至软糯时，捞出布包，加入绞好的牛肉，继续用中火煮至牛肉熟软，加食盐调味即可。

适宜人群：贫血、体弱怕冷者。可益气血，健脾胃。

煲凉茶 **黄芪茶**

主料：黄芪 15 克，大枣 15 克。

制作：主料加水煎煮 30 分钟后饮服，可反复煎泡代茶饮用。

适宜人群：小儿脾虚气弱、面色萎黄、疲乏无力、气短汗出者。可补气升阳，固表止汗，健脾养血。

第五章
根茎类药材

山药

山药为薯蓣科植物薯蓣的干燥根茎。

【别名】

薯蓣、土薯、山薯蓣、怀山药、淮山、白山药。

【性味归经】

味甘，性平。归脾经、肺经、肾经。

【功能主治】

补脾养胃，生津益肺，补肾涩精。用于脾虚食少，久泻不止，肺虚喘咳，肾虚遗精，带下，尿频，虚热消渴。用于脾虚食少，泄泻便溏，白带过多。麸炒补脾健胃，肾虚遗精，带下，尿频，虚热消渴。

选购技巧

药材性状

略呈圆柱形，弯曲而稍扁，长 15～30 厘米，直径 1.5～6 厘米。表面黄白色或淡黄色，有纵沟、纵皱纹及须根痕，偶有浅棕色外皮残留。体重，质坚实，不易折断，断面白色，粉性。气微，味淡、微酸，嚼之发黏。

经验鉴别

条长通直，断面白色。粉质带束，嚼尝麻黏。

真伪鉴别

伪品 1：木薯，为大戟科植物木薯的块根，常切成斜片状，长 3～7 厘米，宽 1.5～3 厘米，厚 0.3～0.8 厘米，外皮多已除去，偶见棕褐色的外皮；切断面为乳白色，粉性，近边缘处有环纹，中央部位可见一细木心及放射状的黄色小点，有的有裂隙；闻之亦气微，但口尝味淡，嚼之有纤维性。

伪品2：天花粉，为葫芦科植物栝楼的干燥根，呈不规则圆柱形或纺锤形，多弯曲，长4～10厘米，直径2～6厘米。表面灰白色或黄白色，有横皱纹及凹入的须根痕。横切面可见筋脉点呈放射状，无臭，味微苦。

伪品3：番薯，为旋花科植物番薯的干燥根茎，呈椭圆形的薄片，切面白色或淡黄白色，粉性，可见淡黄的点状或线状筋脉。近皮部可见一圈淡黄棕色的环。质柔软，用手可将薄片弯成弧状而不折断。嚼之味甘甜。

伪品4：参薯，为薯蓣科植物参薯的根茎，略呈不规则圆柱形。长7～14厘米，直径2～4厘米。表面浅棕黄色至棕黄色，有纵皱纹，常有未除尽的栓皮痕迹，质坚实，断面淡黄色，很少散有浅棕色点状物，气味同山药。

规格分等

分为毛山药和光山药。均以条粗长、色洁白、质坚实、粉性足者为佳。

毛山药分等：

一等：长15厘米以上，直径2.3厘米以上；

二等：长13厘米以上，直径1.7厘米以上；

三等：长10厘米以上，直径1厘米以上。

光山药分等：

一等：长15厘米以上，围粗10厘米以上；

二等：长10厘米以上，围粗6厘米以上；

三等：长7厘米以上，围粗3厘米以上。

煲制技巧

应用宜忌

宜 一般人群均可食用。

忌 痰湿体质、湿热体质、患感冒、大便燥结者及肠胃积滞者忌用。

注意事项

不宜生吃。

用法用量

鲜品可煲汤、煲粥。每剂15～30克。

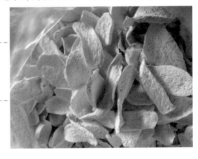

山药片

煲前处理

洗净，去皮，切成小块。

煲制入药

煲汤 随主料一起入锅煲制。武火煲沸，文火煲制。

煲粥 米有六成熟时再加入山药。

调味品食

可加食盐、蜂蜜、白糖调味。

煲制实例

煲汤 银耳山药莲子炖鸡汤

主料：山药20克，莲子15克，银耳20克，枸杞子10克，鸡肉400克。

制作：①鸡肉洗净，切块，汆水；银耳泡发洗净，撕小块；山药洗净，切片；莲子洗净，对半切开，去莲子心；枸杞子洗净。②炖锅中注水，放入鸡肉、银耳、山药、莲子、枸杞子，大火炖至莲子变软，加入食盐调味即可。

适宜人群：体质虚弱、头晕耳鸣、胸闷烦躁、食欲不振、营养不良、面色萎黄者。可补精填髓。

煲粥 山药百合大枣粥

主料：山药30克，百合10克，大枣5颗，薏苡仁10克，粳米100克。

制作：大枣去核，粳米淘洗干净，与所有药材一起放入锅中，加入适量清水，放在火上煮至粥成，撒上白糖即可。

适宜人群：胃病辨证属胃阴不足者，患者常表现为胃脘隐痛、饥不欲食、口干咽燥、形体消瘦、舌红少苔、脉细。可滋阴养胃，清热润燥。

玉竹

玉竹为百合科植物玉竹的干燥根茎。

【别名】
地节、女萎、马熏、娃草。

【性味归经】
味甘，性微寒。归肺经、胃经。

【功能主治】
养阴润燥，生津止渴。用于肺胃阴伤，燥热咳嗽，咽干口渴，内热消渴。

选购技巧

药材性状

根茎圆柱形，有时有分枝，长 10～20 厘米，直径 0.7～2 厘米，环节明显，节间距离 1～15 毫米，根茎中间或终端有数个圆盘状茎痕，直径 0.5～1 厘米，有时可见残留鳞叶，须根痕点状。表面黄白色至土黄色，有细纵皱纹。质柔韧，有时干脆，易折断，断面黄白色，颗粒状，横断面可见散列维管束小点。气微，味甜，有黏性。

经验鉴别

根茎细长圆柱形，外表黄白半透明。环节明显微隆起，随处可见须根痕。断面散有筋脉点，气微味甜有黏性。

真伪鉴别

伪品：粗毛玉竹，外形与正品相似，但具有分枝，表面黄白色或黄棕色，具较粗的纵皱纹及微隆起的环节，可见类圆形茎痕；质地虽亦坚硬，但易折断，断面较平坦，呈角质样；口尝味淡无黏性。

偶有以同属植物黄精掺伪者，个较玉竹大，常为连珠状，有分枝，每个结节有明显茎痕。

规格分等

以条长、肥壮、色黄者为佳。

主产区湖南将玉竹划分为 3 个等级：

一等：条长 10 厘米以上，粗壮，色黄白，每 100 克不超过 60 支。

二等：条长 7 ~ 10 厘米，粗壮，色黄白，每 1000 克不超过 100 支。

三等：条长 3.5 ~ 7 厘米，每 1000 克不超过 200 支。

广东则将商品玉竹划分为玉竹面和玉竹头。

玉竹面：

一等：扁圆柱形，表面金黄色，断面黄白色，半透明，质柔软，富糖质，条子均匀，中部围径 2.3 厘米以上。

二等：中部围径 1 ~ 2.3 厘米，余同一等。

玉竹头：统货，扁圆柱形。表面淡黄色，断面黄白色，半透明，质柔软，中间围径 3 厘米以上。

野生玉竹商品：统货。细长多节，淡黄色，半透明，质软柔细，去净毛须。

煲制技巧

应用宜忌

宜 肺阴虚所致的干咳少痰、咽干舌燥，温热病后期，或因高烧耗伤津液而出现的津少口渴、食欲不振、胃部不适等症。

忌 胃有痰湿气滞者、脾虚便溏者、痰湿内蕴者、风热痰阻瘀滞且有外邪者，以及中寒腹泻、胃部胀满、不喜饮水、苔厚腻等湿痰盛者忌食。

用法用量

鲜品、饮片均可用于煲汤、煲粥。每剂 6 ~ 12 克。

煲前处理

洗净，切片。

煲制入药

煲汤 随主料一起入锅煲制。武火煲沸，文火煲制。

煲粥 先煎煮取汁，再加米煲制。

调味品食

可加入食盐、冰糖等调味。

煲制实例

煲汤　玉竹党参鲫鱼汤

主料：玉竹15克，党参15克，鲫鱼350克。

制作：①玉竹、党参均洗净，鲫鱼洗净、切段。②将主料放入汤锅中，加水煮沸后，转小火慢炖2小时。③撇去浮沫，加入姜片继续煲30分钟，出锅前调入食盐即可。

适宜人群：脾胃虚弱者，胃阴亏虚者，糖尿病患者，高脂血症、冠心病等心脑血管疾病患者。

煲粥　玉竹粥

主料：玉竹15克（鲜品加倍），大米100克。

制作：将玉竹择净，水煎取汁，加大米煮为稀粥，待熟时调入冰糖，煮沸即可。

适宜人群：肺燥阴虚、干咳少痰或无痰，或高热病后，烦渴、口干舌燥、手足心热者。可滋阴润肺，生津止渴。

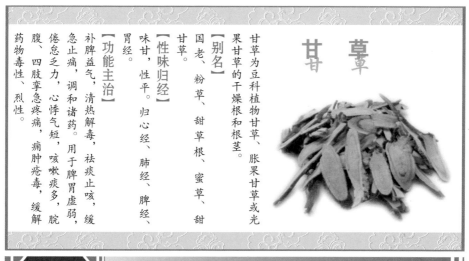

甘草

【别名】

国老、粉草、甜草根、蜜草、甜甘草。

【性味归经】

味甘，性平。归心经、肺经、脾经、胃经。

【功能主治】

补脾益气，清热解毒，祛痰止咳，缓急止痛，调和诸药。用于脾胃虚弱，倦怠乏力，心悸气短，咳嗽痰多，脘腹、四肢挛急疼痛，痈肿疮毒，缓解药物毒性、烈性。

甘草为豆科植物甘草、胀果甘草或光果甘草的干燥根和根茎。

选购技巧

药材性状

根呈圆柱形，长25～100厘米，直径0.6～3.5厘米。外皮松紧不一。表面红棕色或灰棕色，具显著的纵皱纹、沟纹、皮孔及稀疏的细根痕。质坚实，断面略显纤维性，黄白色，粉性，形成层环明显，射线放射状，有的有裂隙。根茎呈圆柱形，表面有芽痕，断面中部有髓。气微，味甜而特殊。

经验鉴别

根长条匀，皮棕肉黄。头有疙瘩，心菊花纹。

真伪鉴别

正品甘草四要点：①根圆柱形，红棕色或灰棕色；②具纵皱纹及皮孔；③质坚实，断面黄白色，形成层环纹明显；④气微，具特殊甜味。

伪品：黄甘草、粗毛甘草根条较细，甜味略差；刺果甘草、苦甘草味苦。

规格分等

以外皮细紧、红棕色、质坚实、断面黄白色、粉性足、味甜者为佳。

煲制技巧

应用宜忌

宜 脾虚、肺虚、气虚血少所致的心动悸、脉结代。

忌 湿盛而胸腹胀满及呕吐者忌服。

注意事项

不宜与海藻、大戟、芫花、甘遂同用。剂量不宜过大。

用法用量

饮片可煲汤、煲凉茶。每剂 2～10 克。

煲前处理

洗净，切片。

煲制入药

煲汤 随主料一起入锅煲制。武火煲沸，文火煲制。

煲凉茶 随其他料用水煮开。

调味品食

可加食盐调味。

煲制实例

煲汤　**甘草猪肺汤**

主料：甘草10克，百合10克，熟猪肺200克，雪梨1个。

制作：①将熟猪肺洗净，切片，氽去血水；甘草洗净，雪梨洗净、切丝，百合洗净备用。②净锅上火倒入水，调入食盐、白糖，大火烧开，放入熟猪肺、甘草、雪梨、百合煮沸，转小火煲1小时即可。

适宜人群：肺热咳嗽、咳黄痰者（如肺炎、支气管炎、百日咳患者等）。可润肺祛痰。

煲凉茶　**解忧甘草茶**

主料：甘草3克，小麦1克，大枣3颗。

制作：将上述材料入水中煮沸，再小火续煮15分钟，去药渣即可当茶饮。

适宜人群：焦虑不安、不易入睡或浅眠易醒者。可宣郁解忧，益气健脾。

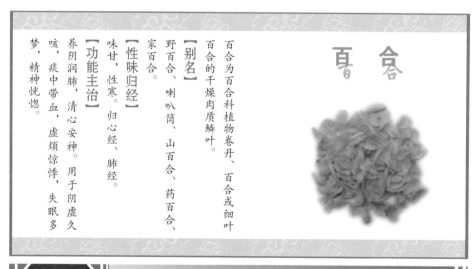

百合

【别名】

野百合、喇叭筒、山百合、药百合、家百合。

百合为百合科植物卷丹、百合或细叶百合的干燥肉质鳞叶。

【性味归经】

味甘，性寒。归心经、肺经。

【功能主治】

养阴润肺，清心安神。用于阴虚久咳，痰中带血，虚烦惊悸，失眠多梦，精神恍惚。

选购技巧

药材性状

呈长椭圆形，长2～5厘米，宽1～2厘米，中部厚1.3～4毫米。表面类白色、淡棕黄色或微带紫色，有数条纵直平行的白色维管束。顶端稍尖，基部较宽，边缘薄，微波状，略向内弯曲。质硬而脆，断面较平坦，角质样。无臭，味微苦。

经验鉴别

鳞叶扁尖，翘起如船。白黄明亮，细脉纵向。

真伪鉴别

伪品：东北百合，外形呈不规则卵圆形，高 2.5～3 厘米，直径 3.5～4 厘米；鳞叶披针形，长 1.5～2 厘米，宽 4～6 毫米，表面为白色，虽也光滑，但脉纹只有 3 条，有节；质脆但不坚硬；口尝淡而无味。

规格分等

以瓣匀、肉厚、质硬、筋少、色白者为佳。野生者瓣小而厚，味苦者质优。

《煲制技巧》

应用宜忌

宜 体虚肺弱，更年期综合征。

忌 风寒痰嗽、中寒便滑者忌服。

注意事项

对百合过敏者不宜吃。

用法用量

饮片可煲汤、煲粥。每剂 6～12 克。

煲前处理

洗净即可。

煲制入药

煲汤 随主料一起入锅煲制。武火煲沸，文火煲制。

煲粥 先煎煮取汁，再与糙米小火煲制。

调味品食

可加食盐、葱段、姜片、冰糖等调味。

煲制实例

煲汤　百合猪蹄汤

主料：百合30克，猪蹄1只。

制作：①猪蹄收拾干净，斩成件；百合洗净。②将猪蹄下入沸水中，氽去血水后捞出。③将猪蹄、百合入锅，加适量水，大火煮1小时后，加入葱段、姜片及调味料略煮即可。

适宜人群：产后缺乳者，乳房发育不良者，皮肤粗糙暗沉无华者，心悸失眠者，贫血者，营养不良者。可美容养颜，宁心安神。

煲粥　莲子百合粥

主料：干百合25克，莲子25克，枸杞子2颗，大米150克。

制作：①干百合碾成粉状，莲子用热水泡软，枸杞子用热水稍泡，大米淘洗干净用冷水浸泡半小时。②锅中放水，先放入大米、干百合，烧开后放入莲子，改用中火继续熬煮至熟，最后放入冰糖即可。

适宜人群：心神不宁、失眠健忘者。可益肾涩精，养心安神。

黄　精

黄精为百合科植物滇黄精、黄精或多花黄精的干燥根茎。

【别名】大黄精、鸡头黄精、鸡头根。

【性味归经】味甘，性平。归脾经、肺经、肾经。

【功能主治】补气养阴，健脾，润肺，益肾。用于脾胃虚弱，体倦乏力，口干食少，肺虚燥咳，精血不足，内热消渴。

药材性状

干燥根茎呈不规则的圆锥状，形似鸡头（习称鸡头黄精），或呈结节块状似姜形（习称姜形黄精）。分枝少而短粗，长 3～10 厘米，直径 1～3 厘米。表面黄白色至黄棕色，半透明，全体有细皱纹及稍隆起呈波状的环节，地上茎痕呈圆盘状，中心常凹陷，根痕多呈点状突起，分布于全体或多集生于膨大部分。干燥者质硬，易折断，未完全干燥者质柔韧；断面淡棕色，呈半透明角质样或蜡质状，并有多数黄白色小点。无臭，味微甜而有黏性。

经验鉴别

块茎粗大，结节明显。淡黄棕色，质半透明。

真伪鉴别

伪品：湖北黄精，外形呈连珠状，长 2～3.5 厘米，明显比正品短，外表为黄棕色，具有不规则、较粗的皱纹，质硬，不易折断，断面较平坦，不呈角质样或蜡质状，散在有多数椭圆形棕色小点；闻之气微，口尝味甜而带苦，嚼之不黏口。

规格分等

以块大、色黄、断面透明、质润泽、习称冰糖渣者为佳。

煲制技巧

应用宜忌

宜 脾胃虚弱，体倦乏力，口干食少，肺虚燥咳，精血不足，内热消渴。对于糖尿病疗效较好。

忌 中寒泄泻、痰湿痞满气滞者忌服。

注意事项

有少数患者服用黄精糖浆后会有轻度腹胀，故宜饭后服用。

用法用量

饮片可煲汤、煲粥。每剂 9～15 克。

煲前处理

洗净，切片。

煲制入药

煲汤 随主料一起入锅煲制。武火煲沸，文火煲制。

煲粥 先煎煮取汁，再与米小火煲制。

调味品食

煲汤可加食盐调味，煲粥可加糖调味。

煲制实例

煲汤 **黄精山药鸡汤**

主料：黄精10克，山药200克，大枣8颗，鸡腿1个。

制作：①鸡腿洗净，剁块，放入沸水中氽烫，捞起冲净；黄精、大枣洗净；山药去皮洗净，切小块。②将鸡腿、黄精、大枣放入锅中，加7碗水，以大火煮开，转小火续煮20分钟。③加山药续煮10分钟，加入食盐、味精调味即可。

适宜人群：脾胃虚弱、神疲乏力、食欲不振者，贫血者，产后病后体虚者，心脑血管疾病患者。可滋阴补虚，健脾益气。

煲粥 **黄精冬虫夏草粥**

主料：黄精15克，冬虫夏草10克，猪瘦肉50克，小米100克。

制作：①将冬虫夏草用布包扎好，黄精洗净，猪瘦肉切成片。②先煎黄精，去渣取汁；入冬虫夏草、小米、猪瘦肉同煮成稀粥，取出药包即可。

适宜人群：肺肾阴虚、痨咳、咳血、自汗盗汗、阳痿遗精、腰膝酸痛、病后久虚不复者。可益精气，补虚损，润肺补肾。

白茅根

白茅根为禾本科植物白茅的干燥根茎。

【别名】

茅根、兰根、茹根、地管、地筋、兼杜、白茅菅、白花茅根、丝茅、万根草、茅草根、地节根、坚草根、甜草根、丝毛草根、寒草根。

【性味归经】

味甘，性寒。归肺经、胃经、膀胱经。

【功能主治】

凉血止血，清热利尿。用于血热吐血、衄血、尿血，热病烦渴，湿热黄疸，水肿尿少，热淋涩痛。

选购技巧

药材性状

根茎长圆柱形，有时分枝，长短不一，直径2~4毫米。表面黄白色或淡黄色，有光泽，具纵皱纹，环节明显，节上残留灰棕色鳞叶及细根，节间长1~3厘米。体轻，质韧，折断面纤维性，黄白色，多具放射状裂隙，有时中心可见一小孔。

经验鉴别

细长有节，节生鳞片。膜质柔弱，口尝微甜。

真伪鉴别

伪品：白草，外观与正品白茅根相似，呈细长圆柱形，有时具分枝，表面乳白色至黄白色，有纵沟及微隆起的节痕，体轻，质略脆，不易折断。区别在断面：正品断面呈纤维性，中心黄白色，并有一小孔，其外围有一轮小孔，如车轮状，外圈与中心极易剥离；伪品断面中央有白色髓，有时中空，皮层较窄，无车轮状空隙。

规格分等

以条粗、色白、味甜者为佳，广东所产者质优，统装不分等级。

煲制技巧

应用宜忌

宜 急性肾炎、急性肾盂肾炎、膀胱炎、尿道炎等泌尿系感染，咯血，鼻出血，小便出血，高血压，急性发热、烦热口渴，急性传染性黄疸性肝炎，小儿麻疹。

忌 脾胃虚寒、腹泻便溏者忌食。

注意事项

白茅根忌犯铁器。切制白茅根忌用水浸泡，以免钾盐丢失。

用法用量

鲜品、饮片均可煲汤、煲粥、煲凉茶。每剂 9～30 克。

煲前处理

洗净，切小段。

煲制入药

煲汤 随主料一起入锅煲制。武火煲沸，文火煲制。或用纱布包裹后再随主料煲制。

煲粥 先煎煮去渣取汁，再加糙米煲。

煲凉茶 与其他主料剪碎，用沸水冲服。

调味品食

可加食盐调味。

煲制实例

煲汤 **银花茅根猪蹄汤**

主料：金银花 15 克，桔梗 10 克，白芷 10 克，白茅根 15 克，灵芝 8 克，猪蹄 1 只。

制作：①猪蹄洗净、切块、汆水，灵芝洗净备用。②金银花、桔梗、白芷、白茅根洗净装入纱布袋，扎紧。③汤锅上火倒入水，下入猪蹄、药袋，调入灵芝烧开，煲至猪蹄熟时，捞起药袋丢弃，加食盐调味即可。

适宜人群：急性乳腺炎、产后缺乳患者。可清热消肿，通乳。

煲粥　白茅根粥

主料：鲜白茅根 60 克，粳米 30 克。

制作：取鲜白茅根去节间小根，洗净切碎，入砂锅内煎煮取汁，去渣，入粳米、适量冰糖煮至粥熟即可。

适宜人群：急性肾炎、小便不利、尿血者。可凉血止血，清热利尿。

煲凉茶　白茅根茶

主料：鲜白茅根 30 克（干品减半），金银花 10 克。

制作：主料加水 1 升，煎煮 20 分钟后，去渣取汁，加冰糖少许即可。

适宜人群：咽喉肿痛者。可清热解毒、利尿。

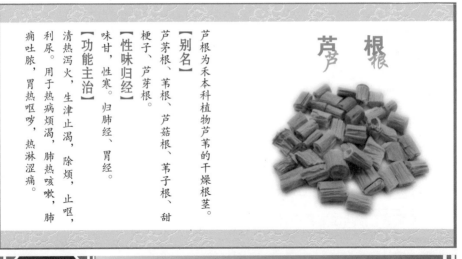

芦　根

【别名】芦茅根、苇根、芦菇根、苇子根、甜梗子、芦芽根。

【性味归经】味甘，性寒。归肺经、胃经。

【功能主治】清热泻火，生津止渴，除烦，止呕，利尿。用于热病烦渴，肺热咳嗽，肺痈吐脓，胃热呕哕，热淋涩痛。

芦根为禾本科植物芦苇的干燥根茎。

选购技巧

药材性状

鲜根茎长圆柱形，有的略扁，长短不一，直径 1～2 厘米。表面黄白色，有光泽，外皮疏松可剥离。节呈环状，有残根及芽痕。体轻，质韧，不易折断。折断面黄白色，中空，壁厚 1～2 毫米，有小孔排列成环。无臭，味甘。

经验鉴别

根茎筒状，中空有节。表皮白色，有纵皱纹。

伪品1：芦竹根，为禾本科植物芦竹的干燥根茎。呈长圆柱形，表面黄白色，有光泽，具纵皱纹或横环纹，有的有圆形须根痕，切断面灰黄色或浅黄棕色，多呈纤维状。质硬而韧，可折断。味淡。

伪品2：菰，为禾本科植物菰的干燥根茎。呈压扁的圆柱形，表面棕黄色或金黄色，有环节突起的节，节上有根痕及芽痕。节间有细纵皱纹。体轻、质软而韧。断面中空，周壁厚约1毫米，有排列成环的小孔。无臭，味淡。

规格分等

以条粗、色黄白、有光泽、质嫩者为佳。

煲制技巧

应用宜忌

宜 小便赤涩，肺痈，大叶性肺炎，肺痿，支气管扩张，胃热呕吐，噎膈，呃逆，口臭。解河豚中毒及其他鱼蟹中毒。

忌 脾胃虚寒者慎服，腹泻便溏患者不宜食用。

用法用量

鲜品、饮片均可煲粥、煲凉茶。每剂15～30克，鲜品60～120克。

煲前处理

洗净，切成小段。

煲制入药

煲粥 与其他料先煎煮取汁后，再与米煲制。

煲凉茶 只需用开水泡即可。

调味品食

可加姜片调味。

煲制实例

煲粥　鲜芦根粥

主料：鲜芦根100克，竹茹20克，粳米100克。

制作：①将芦根洗净切成小段，竹茹洗净，粳米淘净。②芦根与竹茹同煎去渣取汁，加入粳米同煮成粥，粥将熟时加入生姜，略煮即可。

适宜人群：妇女见妊娠呕吐者，高热引起口渴心烦、胃热呕吐、呃逆不止者。可清热生津，祛痰和胃，安胎，降逆止呕。

煲凉茶　薄荷芦根茶

主料：鲜薄荷10克，鲜芦根60克。

制作：上药洗净后切碎，共置保温杯中，用沸水冲泡，代茶频饮。

适宜人群：夏燥秋热，夜卧露宿冒风致咽痛、干咳、口渴欲饮，伴畏寒、无汗者。可疏散表邪，宣肺利咽。

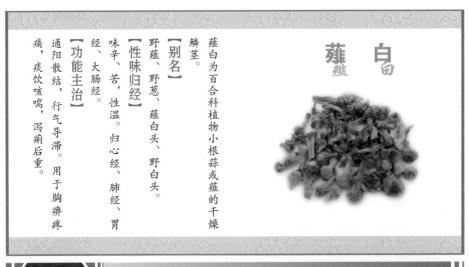

薤白

【别名】
野薤、野葱、薤白头、野白头。

【性味归经】
味辛、苦，性温。归心经、肺经、胃经、大肠经。

【功能主治】
通阳散结，行气导滞。用于胸痹疼痛，痰饮咳喘，泻痢后重。

薤白为百合科植物小根蒜或薤的干燥鳞茎。

选购技巧

药材性状

小根蒜：呈不规则卵圆形，高0.5～1.5厘米，直径0.5～1.8厘米。表面黄白色或淡黄棕色，皱缩，半透明，有类白色膜质鳞片包被，底部有突起的鳞茎盘。质硬，角质样。有蒜臭，味微辣。

薤：呈略扁的长卵形，高1～3厘米，直径0.3～1.2厘米。表面淡黄棕色或棕褐色，具浅纵皱纹。质较软，断面可见鳞叶 2~3 层，嚼之粘牙。

经验鉴别

大如小蒜，鳞叶包满。淡黄透明，底有鳞盘。

真伪鉴别

伪品：绵枣儿，鳞茎呈不规则卵球形或圆锥形，外形较大，高 1.2~2.3 厘米，直径 0.4~0.8 厘米，外层鳞片棕黄色，易落，内层类白色或浅黄色，具明显纵纹。质松脆，捏之易碎。气微，味淡，嚼之粘牙，有持久性刺舌感。

规格分等

以个大、饱满、黄白色、半透明者为佳。

煲制技巧

应用宜忌

宜 胸痹心痛，脘腹痞满胀痛，泻痢后重。

忌 气虚无滞、胃弱纳呆、不耐蒜味者慎服。

注意事项

服用过多对胃黏膜有刺激作用，溃疡者不宜久用。

用法用量

鲜品、饮片可用于煲汤、煲粥。每剂 5~10 克。

煲前处理

洗净，切片。

煲制入药

煲汤 随主料一起入锅煲制。武火煲沸，文火煲制。

煲粥 随米煮成稀粥即可。或者随其他材料先煎煮取汁再加米煲粥。

煲凉茶 只需用开水泡即可。

调味品食

可加食盐、糖等调味。

煲制实例

煲汤 薤白三七鸡肉汤

主料： 薤白60克，陈皮6克，三七12克，鸡肉500克。

制作： ①薤白除去根须，洗净；陈皮水浸洗净；三七洗净，打碎成小粒状；鸡肉洗净，切块。②把陈皮、三七、鸡肉、适量生姜放入开水锅内，武火煮沸后，文火煲2小时，放入薤白再煮沸片刻，调味，放入米酒搅匀。

适宜人群： 痰（湿）瘀凝滞胸痹患者，症见胸部隐痛或胁肋不适、喉中有痰（痰白）、倦怠乏力。可行气消肿，通阳散结。

煲粥 薤白粥

主料： 薤白10~15克（鲜品30~50克），粳米100克。

制作： 将薤白洗净，粳米淘洗干净，同放入锅中，加水用文火煲煮成粥。

适宜人群： 胸痹疼痛、痰饮咳喘、泻痢后重者。可宽胸止痛，行气活血。

煲凉茶 瓜蒌薤白茶

主料： 瓜蒌5克，薤白3克，花茶3克。

制作： 用开水冲泡后饮用，冲饮至味淡。

适宜人群： 胸痹喘息咳唾、胸背痛、短气者，肺癌患者。可宣肺开痹。

人参为五加科植物人参的干燥根和根茎。

【别名】 神草、鬼盖、地精、血参。

【性味归经】 味甘、微苦，性微温。归肺经、脾经、心经、肾经。

【功能主治】 大补元气，复脉固脱，补脾益肺，生津养血，安神益智。用于体虚欲脱，肢冷脉微，脾虚食少，肺虚喘咳，津伤口渴，内热消渴，久病虚羸，惊悸失眠，阳痿宫冷。

选购技巧

药材性状

生晒参：主根呈纺锤形或圆柱形，长 3 ~ 15 厘米，直径 1 ~ 2 厘米。表面灰黄色，上部或全体有疏浅断续的粗横纹及明显的纵皱，下部有支根 2 ~ 3 条，并着生多数细长的须根，须根上常有不明显的细小疣状突起。

生晒山参：主根与根茎等长或较短，呈人字形、菱形或圆柱形，长 2 ~ 10 厘米。

经验鉴别

芦头弯曲，生有年痕。参腿须上，具小疣突。红参质坚，白参稍松。皮有横纹，断面菊纹。

真伪鉴别

伪品1：商陆根，形似人参，主根呈圆锥形，下部分枝多，顶端有地上茎的残基，主根下部粗壮且多分枝。外皮呈淡黄棕色。横断面呈明显的"罗盘纹"。无臭气，味淡，略有麻舌感。

伪品2：华山参，呈圆柱形，顶端常常带有残留的茎痕，主根上粗下细，有分枝。外皮呈棕褐色，有明显的横纹。质地坚硬，半透明，断面黄白色。气微臭，味甘而微苦。

伪品3：野红豆根，呈圆柱形，顶端没有芦头，有残留的茎，主根下分枝较多。外形近似人参，但根茎顶部则是草质茎的平直断痕，没有真人参的深陷环状横纹。质地坚韧且不透明，断面纤维有豆腥味，气微臭，味淡。

伪品4：桔梗，呈圆柱形或长圆锥形，或略呈形，较干瘪。芦头较长，表皮粉白色或浅黄白色。常伪充生晒参。味先甜而后略苦。

规格分等

人参产品主要包括：栽培品称园参，晒干后为生晒参；野生者称野山参，晒干后为生晒山参；浸糖后干燥为白糖参；栽培品蒸熟后晒干为红参。

野生的人参比栽培的人参疗效好，生长期长的人参比生长期短的人参疗效好。一般认为我国的野山参和朝鲜人参补力最强。红参、白参、大力参、生晒参稍差一些，参条、参尾又次一等，参须、白糖参功效最弱。人参的良次除看品种外，还取决于根部的生长情况，分量重、根节多、粗大、均匀、无虫蛀者是好人参。

野山参分等：

一等：纯野山参的根部，主根粗短呈横灵体，支根八字分开（俗称武形），看五形（芦、芋、纹、体、须相衬），识六体（灵、老、横为佳，笨、嫩、顺为差）。每支重 100 克以上，芋帽不超过主根重量的 25%。

二等：每支重 55～100 克，其余同一等。

三等：每支重 32.5～55 克，其余同一等。

生晒参分等：

一等：根呈圆柱形，体轻有抽沟，去净芋须。表面黄白色，断面黄白色。气香，味苦。每 500 克 60 支以内。

二等：每 500 克 60～80 支，其余同一等。

三等：每 500 克 80～100 支，其余同一等。

煲制技巧

应用宜忌

宜 脾气虚、肺气虚及各种气虚厥脱。

忌 高血压患者不宜用，湿热壅滞导致的浮肿、肾功能不全伴尿少患者亦应慎用。

注意事项

不宜与藜芦、五灵脂同用。服人参后，不宜饮茶，不宜吃萝卜。

用法用量

饮片可用于煲汤、煲粥。每剂 3～9 克。

朝鲜人参、吉林红参、日本红参、红参须偏热，适用于年高体弱的老年人，失血过多及手术后的人。吉林野山参、白参等性平和，偏阳虚、阴虚者和元气不足或虚弱的人均可服用。生晒参、皮尾参等则偏凉，适用于舌质偏红、口干咽燥、头晕耳鸣、便秘等阴虚火旺体质者。

煲前处理

洗净，切片。

煲制入药

煲汤 随主料一起入锅煲制。武火煲沸，文火煲制。

煲粥 切片，去须，再与其他料一起煮。

调味品食

可加食盐调味。

煲制实例

煲汤 人参猪蹄汤

主料：猪蹄300克，人参9克，枸杞子10克，大枣5颗。

制作：①猪蹄洗净、切块，氽去血水；人参、枸杞子、大枣洗净备用。②净锅上火倒入水，大火烧开，水沸后放入适量生姜片，放入猪蹄、人参、大枣转小火煲2小时，再下入枸杞子，调入食盐，同煲至熟烂即可。

适宜人群：体质虚弱者，产后缺乳者，气虚难产者，慢性消耗性疾病患者，贫血者。可大补元气，固脱生津。

煲粥 人参鸡粥

主料：人参25克，山药50克，鸡1只，米150克。

制作：①人参切片（参须则剪碎），山药、米洗净。②鸡洗净，去肠杂留鸡肝，切片。把鸡放滚水锅内，武火煮滚，改文火煲1小时，捞出鸡，拆鸡肉成丝。③把人参、山药、米放入鸡汤内，武火煮滚后，改文火煲粥，粥将成时放入鸡肝片、鸡肉丝，煮滚后调味供用。

适宜人群：气血虚弱、身体羸瘦、容颜憔悴、精神疲乏、面无光泽者，或病后体虚者，气血不足的老人，或劳累虚损者。可补气养血，健体益颜。

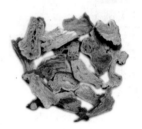

白术为菊科植物白术的干燥根茎。

【别名】

于术、冬术、浙术、种术。

【性味归经】

味苦、甘，性温。归脾经、胃经。

【功能主治】

健脾益气，燥湿利水，止汗，安胎。用于脾虚食少，腹胀泄泻，痰饮眩悸，水肿，自汗，胎动不安。

选购技巧

药材性状

呈不规则的肥厚团块，长 3～13 厘米，直径 1.5～7 厘米。表面灰黄色或灰棕色，有瘤状突起及断续的纵皱和沟纹，并有须根痕，顶端有残留茎基和芽痕。质坚硬，不易折断，断面不平坦，黄白色至淡棕色，有棕黄色的点状油室散在；烘干者断面角质样，色较深或有裂隙。气清香，味甘、微辛，嚼之略带黏性。

经验鉴别

根茎拳状鸡腿形，外表灰黄或淡棕。顶端留有茎基在，断面油点香气浓。

真伪鉴别

伪品：菊三七，根的外形较似正品，但长度比正品短，在 3～6 厘米，表面为灰棕色或棕黄色，有断续的沟纹，顶端有茎基，下端有细根断痕；断面的色泽与正品有较大差别，呈灰棕黄色；闻之气微，尝之味甘淡，后味微苦，嚼之亦无黏性。

规格分等

以个大、体重、无空心、断面黄白色、香气浓者为佳。

一等：每千克 40 只以内。无焦枯、油个、虚泡。

二等：每千克 40～100 只。无焦枯、油个、虚泡。

三等：每千克 100 ~ 200 只。无焦枯、油个、虚泡。

煲制技巧

应用宜忌

宜 脾虚食少，腹胀泄泻，痰饮眩悸，水肿，自汗，胎动不安。

忌 阴虚燥渴、气滞胀闷者忌服。

注意事项

每天食用的量需要控制，不可过度食用。

用法用量

饮片可煲汤、煲粥。每剂 6 ~ 12 克。

煲前处理

洗净，切小块。

煲制入药

煲汤 用纱布包裹，随其他料一起入锅煲制。

煲粥 随其他料先煎煮取汁，再与米煲粥。

煲凉茶 随其他料用水煮开即可。

调味品食

煲汤可加食盐调味，煲粥可加糖调味。

煲制实例

煲汤 **山药白术羊肚汤**

主料：白术 10 克，山药 10 克，大枣 15 克，枸杞子 15 克，羊肚 250 克。

制作：①羊肚洗净切块，汆水；山药洗净，去皮切块；白术洗净，切段；大枣、枸杞子洗净，浸泡。②锅中加水烧沸，放入所有主料，加盖炖煮，炖 2 小时，加食盐调味即可。

适宜人群：气虚胎动不安、内脏下垂、产后病后体虚、营养不良、贫血者。可补虚健脾，益气安胎。

煲粥　猪肚白术粥

主料：白术10克，槟榔5克，猪肚50克，粳米100克。

制法：①猪肚洗净，去除内壁白膜，切成3厘米见方的块；白术、槟榔、生姜洗净，用纱布袋包裹。②猪肚片和药袋放入锅内，加适量水，同煮约40分钟，取出猪肚，去药渣，留汁。③用上汁煮粳米成粥，少加佐料即可。

适宜人群：体脾胃虚弱、食欲不振、食后胃满、恶食生冷者。可补气健脾，理气和中。

煲凉茶　白术通便茶

主料：白术5克，生地黄3克，升麻3克，花茶3克。

制法：用白术、生地黄、升麻的煎煮液300毫升，冲泡花茶饮用。

适宜人群：便秘者。可健脾通便。

川芎

川芎为伞形科植物川芎的干燥根茎。

【别名】芎䓖、小叶川芎。

【性味归经】味辛，性温。归肝经、胆经、心包经。

【功能主治】活血行气，祛风止痛。用于月经不调，经闭痛经，癥瘕腹痛，胸胁刺痛，跌扑肿痛，头痛，风湿痹痛。

选购技巧

药材性状

呈不规则结节状拳形团块，直径2~7厘米。表面黄褐色，粗糙皱缩，有多数平行隆起的轮节，顶端有凹陷的类圆形茎痕，下侧及轮节上有多数小瘤状根痕。质坚实，不易折断，断面黄白色或灰黄色，散有黄棕色的油室，形成层呈波状环纹。气浓香，味苦、辛。稍有麻舌感，微回甜。

经验鉴别

疙瘩团块, 茎基隆起。黄棕油点, 内菊花心。棕褐质坚, 气味浓香。

真伪鉴别

伪品: 藁本干燥的根, 外观呈不规则的结节状圆柱形, 有分枝, 稍弯曲, 多横向生长, 外皮棕褐色或棕黑色, 皱缩有沟纹。上侧具有数个较长的茎基残留, 茎基中空有洞, 表面具纵直沟纹, 外皮易剥落; 虽亦质硬但易折断, 断面淡黄色或黄白色, 无油点; 闻之清香气较淡, 无川芎的特异香味, 口尝味苦, 略带辣味。

规格分等

以个大、饱满、断面黄白色、油性大、香气浓者为佳。

一等: 每千克 44 个以内, 单个不低于 20 克。

二等: 每千克 44~70 个。

三等: 每千克 70 个以上, 个大空心的属此等。

煲制技巧

应用宜忌

宜 月经不调, 痛经, 经闭, 难产, 胞衣不下, 产后恶露腹痛, 肿块, 胸胁疼痛, 跌打损伤, 头痛眩晕目暗, 风寒湿痹, 肢体麻木, 痈疽疮疡。

忌 阴虚火旺、上盛下虚及气弱之人忌服, 月经过多者、孕妇及出血性疾病患者慎服。

用法用量

饮片可煲汤、煲粥。每剂 3~9 克。

煲前处理

洗净, 切片。

煲制入药

煲汤 随主料一起入锅煲制。武火煲沸, 文火煲制。

煲粥 与其他材料先煎煮取汁, 再加米煲成粥。

调味品食

可加食盐调味。

煲制实例

煲汤 川芎白芷鱼头汤

主料：川芎 9 克，白芷 10 克，大枣 10 克，鱼头 1 个。

制作：①鱼头去鳃，洗净斩件；川芎、大枣、白芷洗净，大枣去核。②将三味药材放入炖盅，加入适量水，隔水炖约 1 小时。③待煲出药味，放入鱼头、生姜煲熟，加入食盐调味即可。

适宜人群：风寒感冒头痛、体虚易感冒者。可发散风寒，祛风止痛。

煲粥 黄芪川芎粥

主料：黄芪、川芎各 50 克，粳米 100 克。

制作：黄芪、川芎水煎取汁，粳米洗净，与药汁放入砂锅，同煮为粥，至黏稠为度。

适宜人群：气虚胎动、腹痛下血者。可益气安胎，活血止痛。

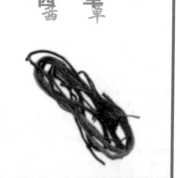

茜草

茜草为茜草科植物茜草的干燥根及根茎。

【别名】

锯锯藤、拉拉秧、活血草、红茜草、四轮车、拉拉豆、红线草、小血藤、血见愁。

【性味归经】

味苦，性寒。归肝经。

【功能主治】

凉血，祛瘀，止血，通经。用于吐血，衄血，崩漏，外伤出血，瘀阻经闭，关节痹痛，跌打肿痛。

选购技巧

药材性状

根茎呈不规则块状，顶端有地上茎残基及细根残留，其下着生数条或数十条支根。支根圆柱形而弯曲，长 10 ~ 20 厘米，直径 0.1 ~ 1 厘米。表面棕色或红棕色，有细纵纹，栓皮较易剥落，露出黄红色木部。质脆易折断，断面平坦，黄红色或淡红色，有多数小孔。气微，味微苦。

经验鉴别

根细长曲，皮肉棕红。栓皮易脱，断面多孔。

真伪鉴别

伪品：蓬子菜根，外观呈不规则的块状，但比正品短，且直径较细，外表灰褐色或浅棕褐色，无栓皮易剥落的特征；质硬不易折断，断面类白色或灰黄色，有同心环状排列的棕黄色环纹；闻之气微，口尝味淡，无苦味和刺舌感；切片后用热水浸泡，水呈淡黄色。

规格分等

以根条粗长、表面红棕色、断面橙红色、无茎基、细须根少者为佳。
一等：外皮褐色，内红色，心淡黄色，根长 15 ~ 20 厘米，粗 7 毫米以上。
二等：根长 10 ~ 15 厘米，粗 4 ~ 7 毫米。
三等：根长 10 厘米以下，粗 4 毫米以下。

煲制技巧

应用宜忌

宜 血热咯血，产后瘀阻腹痛，跌打损伤，风湿痹痛。

忌 脾胃虚寒及无瘀滞者忌服。

注意事项

勿犯铜铁。

用法用量

饮片可用于煲汤、煲凉茶。每剂 6 ~ 10 克。

煲前处理

洗净，切片。

煲制入药

煲汤 随主料一起入锅煲制。武火煲沸，文火煲制。

煲凉茶 随其他材料水煮，取汁即可。

调味品食

可加食盐调味。

煲制实例

煲汤 茜草猪蹄汤

主料：茜草9克，大枣5克，猪蹄2个。

制作：①茜草用纱布包好，猪蹄洗净剁成小块。②所有主料一起入锅，加水炖30分钟，猪蹄熟烂后，拣去茜草食用。

适宜人群：产后气虚血弱，兼有瘀血而致出血者，以及鼻衄、便血者。可滋阴养血，凉血止血。

煲凉茶 茜草茵陈茶

主料：茜草、茵陈、山药各9克，甘草6克。

制作：所有主料共研为末，置于保温杯中，冲入适量沸水，盖严闷20分钟后代茶频饮。饮时取清汁，可加适量糖。

适宜人群：急性黄疸性病毒性肝炎患者，症见发烧，食少疲惫，厌油腻，巩膜、皮肤黄染，尿黄便秘。可活血化瘀，清热利湿。

升麻

升麻为毛茛科植物大三叶升麻、兴安升麻或升麻的干燥根茎。

【别名】

荨牛卡架、龙眼根、窟窿牙根。

【性味归经】

味辛、微甘，性微寒。归肺经、脾经、胃经、大肠经。

【功能主治】

发表透疹，清热解毒，升举阳气。用于风热头痛，齿痛，口疮，咽喉肿痛，麻疹不透，阳毒发斑，脱肛，子宫脱垂。

选购技巧

药材性状

呈不规则的长形块状，多分枝，呈结节状，长 10～20 厘米，直径 2～4 厘米。表面黑褐色或棕褐色，粗糙不平，有坚硬的细须根残留，上面有数个圆形空洞状茎基痕，洞内壁显网状沟纹；下面凹凸不平，具须根痕。体轻，质坚硬，不易折断，断面不平坦，有裂隙，纤维性，黄绿色或淡黄白色。气微，味微苦而涩。

经验鉴别

根茎块状，窝痕很多。体轻褐色，断面绿黄。

真伪鉴别

伪品：落新妇，外观亦呈不规则块状，但表面为棕褐色或黑褐色，有分枝状的地上茎，但无圆形空洞状茎基，有多数圆点状的茎痕、须根痕及环状节痕，有的节上可见棕黄色绒毛状鳞叶；质坚实，断面无正品的特征，为棕红色；气微辛，口尝味苦而涩。

规格分等

以个大、质坚、外皮黑褐色、断面黄绿色、无须根者为佳。

煲制技巧

应用宜忌

宜 热毒斑疹，牙龈浮烂恶臭，口舌生疮，咽喉肿痛，疮疡。

忌 上盛下虚、阴虚火旺及麻疹已透者忌服。

用法用量

饮片可用于煲粥、煲凉茶。每剂 3 ~ 10 克。

煲前处理

洗净，切片。

煲制入药

煲粥 与其他料先煎煮取汁，再加入米煲制。

煲凉茶 随其他料用水煮开即可。

调味品食

可加食盐调味。

煲制实例

煲粥 人参升麻粥

主料：人参 8 克，升麻 3 克，粳米 30 克。

制作：①人参、升麻水煎煮取汁。②粳米洗净，沥干，放入药汁中煮为粥。

使用人群：气虚月经过多者。可补气摄血，升阳举陷。

煲凉茶 升麻清肺茶

主料：升麻 5 克，桔梗 3 克，薏苡仁 3 克，黄芩 3 克，牡丹皮 3 克，花茶 5 克。

制作：用 500 毫升水煎煮升麻、桔梗、薏苡仁、黄芩、牡丹皮至水沸，冲泡花茶 10 分钟后饮用。

适宜人群：肺痈吐脓血、作臭气，胸乳间皆痛者。可清肺祛脓。

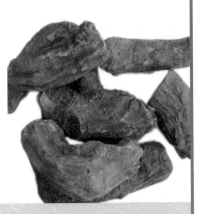

大黄

【别名】

大黄为蓼科植物掌叶大黄、唐古特大黄或药用大黄的干燥根及根茎。

黄良、火参、肤如、将军、锦纹大黄、川军。

【性味归经】

味苦，性寒。归脾经、胃经、大肠经、肝经、心包经。

【功能主治】

泻下攻积，清热泻火，凉血解毒，逐瘀通经，利湿退黄。用于实热积滞便秘，血热吐衄，目赤咽肿，痈肿疔疮，肠痈腹痛，产后瘀阻，跌打损伤，湿热痢疾，黄疸尿赤，淋证，水肿；外治烧烫伤。

选购技巧

药材性状

呈类圆柱形、圆锥形、卵圆形或不规则块状，长 3～17 厘米，直径 3～10 厘米。除尽外皮者表面黄棕色至红棕色，有的可见类白色网状纹理及星点（异型维管束）散在，残留的外皮棕褐色，多具绳孔及粗皱纹。质坚实，有的中心稍松软，断面淡红棕色或黄棕色，显颗粒性；根茎髓部宽广，有星点环列或散在；根木部发达，具放射状纹理，形成层环明显，无星点。气清香，味苦而微涩，嚼之粘牙，有砂粒感。

经验鉴别

根黄柱状，块似马蹄。皮褐肉黄，质坚气香。

真伪鉴别

大黄的伪品较多，均为同科植物，如藏边大黄、河套大黄、华北大黄、天山大黄、心叶大黄、信州大黄等。伪品大黄外观形状及表面颜色不一：藏边大黄、河套大黄呈类圆锥形，外表红棕色、黄褐色；华北大黄、天山大黄、心叶大黄呈类圆柱形，外表为黄棕色、棕褐色或黑褐色；信州大黄多加工成椭圆形块状，表面棕褐色。伪品断面大部分无正品的特征，横切面大多无星点；闻之无正品大黄的特异气味，大多气微，口尝味微苦，有的微涩。

规格分等

以体重、质坚实、锦纹及星点明显、气清香、味苦微涩、嚼之粘牙者为佳。

煲制技巧

应用宜忌

宜 小便不利，目赤，咽喉肿痛，口舌生疮，胃热呕吐。

忌 表证未罢，血虚气弱，脾胃虚寒，无实热、积滞、瘀结者慎服，孕妇、产妇及月经期、哺乳期妇女慎用。

注意事项

大黄泡水不能够大剂量服用，用于泻下不宜久煎。

大黄块

用法用量

饮片可用于煲粥、煲凉茶。每剂 3～15 克。

煲前处理

洗净，切片。

煲制入药

煲粥 先煎煮取汁，待米煮熟后再加入煲制。

煲凉茶 随其他料用水煮开即可。

调味品食

可加食盐调味。

煲制实例

煲粥 **大黄粥**

主料：大黄10克，大米100克。

制作：①大黄洗净，放入锅中，加清水适量，浸泡10分钟，水煎取汁备用。②大米淘净，加清水适量煮粥，待熟时调入大黄药汁，再煮一两沸即成。或将大黄2~3克研为细末，调入粥中服食亦可。

适宜人群：热毒炽盛、热结便秘、跌打损伤、癥瘕积聚、湿热黄疸、小便淋涩者。可泻下通便，清热解毒，活血化瘀，清泄湿热。

煲凉茶 **大黄枳芍茶**

主料：大黄、枳壳、白芍、栀子、黄芩各1克，绿茶6克。

制作：用350毫升水煎煮前五味药材至水沸后，冲泡绿茶5~10分钟即可。也可直接冲泡饮用。

适宜人群：目赤热肿痛、口腔溃疡、咽喉肿痛、腹痛便秘者。可泻火理气止痛。

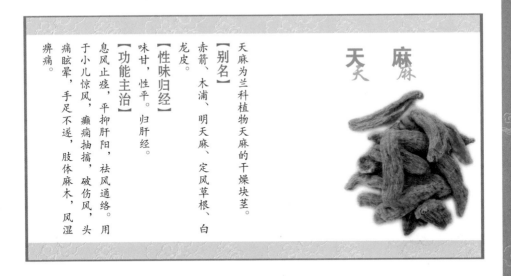

天麻

天麻为兰科植物天麻的干燥块茎。

【别名】
赤箭、木浦、明天麻、定风草根、白龙皮。

【性味归经】
味甘，性平。归肝经。

【功能主治】
息风止痉，平抑肝阳，祛风通络。用于小儿惊风，癫痫抽搐，破伤风，头痛眩晕，手足不遂，肢体麻木，风湿痹痛。

选购技巧

药材性状

呈椭圆形或长条形，略扁，皱缩而稍弯曲，长 3 ~ 15 厘米，宽 1.5 ~ 6 厘米，厚 0.5 ~ 2 厘米。表面黄白色至淡黄棕色，有纵皱纹及由潜伏芽排列而成的横环纹多轮，有时可见棕褐色菌索。顶端有红棕色至深棕色鹦嘴状的芽或残留茎基，另端有圆脐形疤痕。质坚硬，不易折断，断面较平坦，黄白色至淡棕色，角质样。气微，味甘。

经验鉴别

体扁长圆，节十多圈。顶似鹦嘴，末端凹陷。质脆易折，断面黄白。维管束多，分布点状。

真伪鉴别

伪品 1：马铃薯（别名土豆）的块茎经加工伪造而成，块茎呈长椭圆形，压扁状，表面无沟纹及皱纹，鹦嘴及点状环痕均为人工伪造，干后会产生细裂纹，味淡且甜。

伪品 2：紫茉莉（别名胭脂花、夜来香）的干燥根经加工伪造而成，根呈长圆锥形，有纵沟及星点状下陷或小洞状的须根痕，味淡，有刺喉感。

伪品 3：大丽花块根（别名大丽菊），块根扁缩，纺锤形，象牙白色，有细小的平行纹理，体轻，味淡微甜，嚼之粘牙。

规格分等

以个大、有鹦嘴、质坚实、断面明亮、无空心者为佳。

一等：每千克 26 支以内。

二等：每千克 26 ~ 46 支。

三等：每千克 46 ~ 90 支，断面有棕黄色，稍有空心。

煲制技巧

应用宜忌

宜 高血压，心脏病，头痛，风湿痛。中老年人宜用。

忌 气血虚甚者慎服。

注意事项

不宜久煎。

用法用量

饮片可煲汤。每剂 3～10 克。

煲前处理

洗净，泡软后切片。

煲制入药

煲汤 随主料一起入锅煲制。武火煲沸，文火煲制。

煲粥 可用温水浸泡，再与其他料一起煮。

调味品食

可加食盐调味。

煲制实例

煲汤 天麻炖鸡汤

主料：天麻 10 克，大枣 4 颗，枸杞子 20 颗，老母鸡 1 只。

制作：①天麻用温水浸泡 30 分钟，洗净，切成薄片；大枣、枸杞子洗净，老母鸡宰杀处理干净。②锅内加水烧开，加入料酒 5 克，放入老母鸡焯烫，捞出，洗净。③把所有主料放入砂锅内，加入清水，大火烧开后转小火，慢炖 1 小时左右，加入食盐调味即可。

适宜人群：血虚肝风内动致头痛、眩晕者，小儿惊风、癫痫、破伤风者。可养血息风，祛风止痛。

煲汤 天麻猪脑粥

主料：天麻 10 克，猪脑 1 个，粳米 250 克。

制作：将猪脑洗净，与天麻共同置入砂锅内，再放入粳米，加清水煮粥，以粥、猪脑熟为度。

适宜人群：高血压、动脉硬化、头风致头痛者。可平肝息风，行气活血。

知母

知母为百合科植物知母的干燥根茎。

【别名】

连母、地参、穿地龙、蒜瓣子草、水须。

【性味归经】

味苦、甘，性寒。归肺经、胃经、肾经。

【功能主治】

清热泻火，滋阴润燥。用于外感热病，高热烦渴，肺热燥咳，骨蒸潮热，内热消渴，肠燥便秘。

选购技巧

药材性状

呈长条状，微弯曲，略扁，偶有分枝，长 3～15 厘米，直径 0.8～1.5 厘米，一端有浅黄色的茎叶残痕。表面黄棕色至棕色，上面有一凹沟，具紧密排列的环状节，节上密生黄棕色的残存叶基，由两侧向根茎上方生长；下面隆起而略皱缩，并有凹陷或突起的点状根痕。质硬，易折断，断面黄白色。气微，味微甜、略苦，嚼之带黏性。

经验鉴别

体扁多节，节生黄毛。肉质白色，嚼之发黏。

真伪鉴别

伪品：鸢尾，根茎呈不规则结节状，扁长条形或扁块状，有时一端膨大，另一端渐细略成扁圆锥形，长 3～10 厘米，直径 1～2 厘米，表面棕色至淡黄色，稍皱缩，有纵横纹及残留须根，或有凹陷或突出的圆点状根痕。上端有茎基残痕，可见淡棕色或棕黑色叶鞘，质硬结，断面淡黄白色。气微，味微苦。

规格分等

以条粗、质坚实、断面黄白者为佳。

煲制技巧

应用宜忌

宜 热病壮热烦渴，肺热咳嗽，咽喉肿痛，骨蒸潮热，虚烦不眠，消渴淋浊，大便秘结。

忌 脾胃虚寒、大便溏泄者忌服。

注意事项

勿用铁器煎熬或盛置。

用法用量

饮片可用于煲汤、煲粥。每剂 6 ~ 12 克。

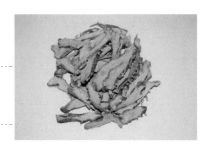

知母片

煲前处理

洗净，切片。

煲制入药

煲汤 随主料一起入锅煲制。武火煲沸，文火煲制。

煲粥 随其他料先煎煮取汁，后加米煲粥。

调味品食

可加食盐、蜂蜜、红糖等调味。

煲制实例

煲汤 知母生精补益汤

主料：知母、黄柏、天冬、女贞子各10克，鳖1只。

制作：①将知母、黄柏、天冬、女贞子装入纱布袋内，扎口备用；用开水把鳖烫死，揭掉鳖甲，去内脏、头、爪，洗净，放入锅内，加适量水及姜片、葱段。②先用武火烧开，再改文火煨至肉将熟，放入适量水发好的银耳及药袋，待鳖肉酥烂时出锅，加味精即可。

适宜人群：不育者（精液不化）。可滋阴清热泻火。

煲粥 **知母二仙巴戟粥**

主料：仙茅15克，淫羊藿（仙灵脾）15克，巴戟天15克，黄柏15克，知母12克，当归10克，粳米60克。

制作：①将上药煎水，除去药渣，留药液。②药液中加入粳米，煮成稀粥即可。

适宜人群：内分泌失调所致的肥胖及更年期综合征患者。可兴阳清火，调节阴阳。

川贝母

川贝母为百合科植物川贝母、暗紫贝母、甘肃贝母、梭砂贝母、太白贝母或瓦布贝母的干燥鳞茎。

【别名】
川贝、贝母。

【性味归经】
味苦、甘，性微寒。归肺经、心经。

【功能主治】
清热润肺，化痰止咳，散结消痈。用于肺热燥咳，干咳少痰，阴虚劳咳，痰中带血，瘰疬，乳痈，肺痈。

选购技巧

药材性状

川贝母的商品主要有松贝、青贝、炉贝3类。

（1）松贝：干燥鳞茎，全体呈圆锥形，顶端尖或微尖，直径4～12毫米，颗粒最小者称珍珠贝。表面白色或淡黄色，外围为2瓣鳞叶，1瓣大，略呈马蹄形，1瓣小，略呈披针形，相对抱合，其内包有小鳞叶数枚。底部中央有一细小而坚硬的鳞茎盘，其下残留少数须根痕。不论颗粒大小，均能端正起立，顶端均不开裂。质硬而脆，富粉性，断面白色，呈颗粒状。气微弱，味微苦。

（2）青贝：干燥鳞茎，呈扁球形或略呈圆锥形，颗粒多歪曲，高5～10毫米，直径1～1.6厘米。外表色白微黄，顶端开裂，平或略尖，外层2鳞叶大小几乎相等，基部常残留须根。断面粉白色，颗粒性，富粉性而坚实。

（3）炉贝：干燥鳞茎，呈长圆锥形，如马齿，顶端尖，高1～2厘米，直径 1～1.5 厘米。外表白色或黄白色，有深黄色斑点，形成虎纹，习称虎皮贝。外层 2 鳞叶大小相等，顶端开裂，基部较尖或圆。断面均显粉白色，粉质而较坚。

经验鉴别

外呈锥形或扁圆，粒小色白质地坚，"观音合掌""怀抱子"，外层鳞叶均两瓣，气微味苦富粉性。

真伪鉴别

真伪川贝母的显著区别：正品外形皆分为两瓣，伪品外形完整无分瓣。

伪品 1：山慈菇，又名土贝母、草贝母，外形与川贝母相似，但基部呈脐状凹入，根茎有须。表面呈黄白色或黄棕色，光滑不分瓣。质坚硬难折，气微弱，味极苦而辛。

伪品 2：光慈菇，又名光姑子，药材呈圆锥形。顶端渐尖，基部圆平。中央凹入，不分瓣，颗粒较松贝稍大，表面呈黄白色或浅棕色，光滑。一侧有条纵沟到顶端。质硬而脆。断面白色，粉性，内有一圆锥形心。气微，味淡。

规格分等

松贝：以质坚实、颗粒均匀整齐、顶端不开裂、色洁白、粉性足者为佳。
青贝：以粒小均匀、色洁白、粉性足者为佳。
炉贝：以质坚实、色白者为佳。

煲制技巧

应用宜忌

宜 阴虚燥热之肺虚久咳、痰少咽燥或痰中带血。

忌 阴虚火旺或因热而患遗滑崩带者忌用。

注意事项

不宜与川乌、制川乌、草乌、制草乌、附子同用。

用法用量

饮片可用于煲汤、煲粥、煲凉茶。每次 3～10 克。研粉冲服，每次 1～2 克。

煲前处理

洗净即可。

煲制入药

煲汤 随主料一起入锅煲制。武火煲沸，文火煲制。

煲粥 随主料一起入锅煲制。

煲凉茶 随主料一同加水煎煮。

调味品食

可加食盐、蜂蜜等调味。

煲制实例

煲汤 川贝母雪梨猪肺汤

主料：川贝母 10 克，雪梨 4 个，猪肺半个。

制作：①猪肺切厚片，挤洗干净，放入开水中煮 5 分钟，捞起过冷水，沥干水。②雪梨洗净，连皮切四块，去核；川贝母洗净。③把全部材料放入开水锅内，待火煮沸后，微火煲 2~3 小时，加食盐调味即可。

适宜人群：燥热伤肺者，症见咳嗽痰稠、咯痰不易、咽干口渴。亦用于上呼吸感染、支气管炎等属肺燥者。可清肺化痰，止咳。

煲粥 杏仁川贝粥

主料：川贝母 6 克，杏仁 10 克，粳米 100 克。

制作：①川贝母去泥沙，洗净；杏仁去尖去皮，焯水烫透；粳米淘洗干净，用冷水浸泡半小时，捞出，沥干水分。②锅中加适量冷水，将全部主料放入，先用旺火烧沸，再改用小火熬煮。③粥将成时下入适量冰糖调味，再稍焖片刻即可。

适宜人群：咳嗽、喘满、喉痹、肠燥便秘者，对阴虚火旺的孩子亦有益。可止咳化痰，健胃开脾。

煲凉茶 川贝甘草茶

主料：川贝母 5 克，甘草 10 克。

制作：将主料洗净，同放入砂锅中，加水，煎煮取汁，加入蜂蜜调味即可。

适宜人群：嗓子痛、咳嗽者。可清肺化痰，止咳。

第六章
果实类药材

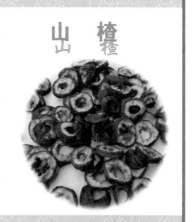

山楂

【别名】
红果、山里红、胭脂红、赤枣子、映山红果、酸枣。

【性味归经】
味酸、甘，性微温。归脾经、胃经、肝经。

【功能主治】
消食健胃，行气散瘀，化浊降脂。用于肉食积滞，胃脘胀满，泻痢腹痛，瘀血经闭，产后瘀阻，心腹刺痛，胸痹心痛，疝气疼痛，高脂血症。焦山楂消食导滞作用增强，用于肉食积滞，泻痢不爽。

山楂为蔷薇科植物山里红或山楂的干燥成熟果实。

选购技巧

药材性状

为圆形片，皱缩不平，直径1～2.5厘米，厚0.2～0.4厘米。外皮红色，具皱纹，有灰白色小斑点。果肉深黄色至浅棕色。中部横切片具5粒浅黄色果核，但核多脱落而中空。气微清香，味酸、微甜。

经验鉴别

北方山楂，果肥子大。南山楂小，肉薄皱多。

真伪鉴别

伪品1：尖嘴林檎，裂果扁球形，直径2.5～4厘米，果顶凹而有竖起的残存萼片。果底深陷，果面黄色，染浓红色，散点黄色皮目。

伪品2：棠梨，果实呈球形，直径约1厘米，果皮外层有棕色斑点，较光滑，少有皱纹，略具光泽，有众多小斑点。质坚硬，气微，味涩、微酸。

规格分等

以片大、皮红、肉厚、核少者为佳。

◀煲制技巧▶

应用宜忌

宜 一般人群均可食用。

忌 脾胃虚弱者、孕妇、糖尿病患者忌食。

注意事项

服用滋补药品期间禁服。

用法用量

鲜品、饮片可煲汤、煲粥、煲凉茶。每剂 9 ~ 12 克。

煲前处理

鲜品洗净去核。

煲制入药

煲汤 随主料一起入锅煲制。武火煲沸，文火煲制。

煲粥 先煎煮去渣取汁，再加米煲。

煲凉茶 随其他料用水煮开即可。

调味品食

可加食盐、蜂蜜调味。

煲制实例

煲汤 **山楂麦芽猪腱汤**

主料：猪腱300克，麦芽20克，山楂10克，陈皮3克。

制作：①山楂洗净，切开去核；麦芽、陈皮洗净；猪腱洗净，切块。②锅上水烧开，将猪腱氽去血水，取出洗净。③瓦煲内注水用大火烧开，下入猪腱、麦芽、山楂、陈皮，改小火煲2.5小时，加食盐、鸡精调味即可。

适宜人群：食欲不振、食积腹胀者，慢性萎缩性胃炎患者。可消食化积，健脾醒胃。

煲粥　木耳山楂粥

主料：山楂30克，黑木耳5克，大米50克。

制作：①山楂洗净去核切丁；黑木耳泡发，洗净切丝。②锅中加600毫升水，把黑木耳丝倒进去，开中火煮。③水煮开后把淘洗好的大米倒进去，煮开后改小火煮20分钟，倒入切好的山楂丁。④用勺子不停地搅拌10分钟，使粥更快地变稠，即可食用。

适宜人群：食积停滞、肉积不消者。宜久服方能见效，阴虚患者不宜用。

煲凉茶　麦冬山楂茶

主料：山楂、麦冬各20克。

制作：山楂、麦冬加水500毫升，煎至250毫升。

适宜人群：动脉硬化性高血压、暑热烦渴、咽干舌燥、肉食积滞不化、胃部不适者。可健脾胃，生津止渴，消毒散瘀。

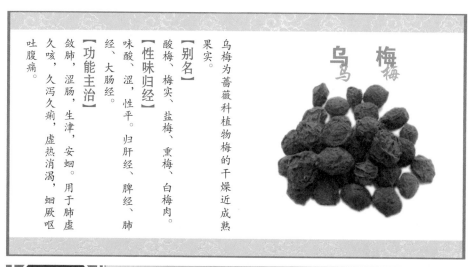

乌梅为蔷薇科植物梅的干燥近成熟果实。

【别名】
酸梅、梅实、盐梅、熏梅、白梅肉。

【性味归经】
味酸、涩，性平。归肝经、脾经、肺经、大肠经。

【功能主治】
敛肺，涩肠，生津，安蛔。用于肺虚久咳，久泻久痢，虚热消渴，蛔厥呕吐腹痛。

选购技巧

药材性状

呈类球形或扁球形，直径1.5～3厘米，表面乌黑色或棕黑色，皱缩不平，基部有圆形果梗痕。果核坚硬，椭圆形，棕黄色，表面有凹点，种子扁卵形，淡黄色。气微，味极酸。

经验鉴别

黑扁球形，果肉皱缩。质软核硬，味酸气浓。

真伪鉴别

伪品1：杏，核果近球形，有细柔毛，味酸，果肉与果核易分离，核扁球形，表面平滑，沿腹缝线有深沟，种子扁球形。

伪品2：山杏，类球形或扁球形，灰棕色、黑棕色或棕褐色，果肉质硬而薄，与核不易剥离，味酸、涩。果核扁球形，表面略平滑或细网状，腹线较宽，边缘锋利而有深沟。

规格分等

以个大、肉厚、柔润、味极酸者为佳。

煲制技巧

应用宜忌

宜 虚热口渴，胃酸缺乏（包括萎缩性胃炎之胃酸过少），消化不良，慢性痢疾，肠炎，妊娠恶阻，胆道蛔虫病。

忌 外感咳嗽、湿热泻痢等邪盛者忌用。胃酸过多者不宜食用。

用法用量

饮片可煲汤、煲粥、煲凉茶。每剂6~12克。

煲前处理

洗净即可。

煲制入药

煲汤 随主料一起入锅煲制。武火煲沸，文火煲制。

煲粥 先煎煮去渣取汁，再加米煲。

煲凉茶 随其他料用水煮即可。

调味品食

可加食盐、冰糖等调味。

煲制实例

煲汤 乌梅当归鸡汤

主料：当归 15 克，鸡肉 300 克，乌梅 6 颗，枸杞子 10 克，党参 10 克。

制作：①鸡肉洗净，切块，氽去血水；当归、枸杞子、党参均分别洗净备用。②锅中加水适量，置于火上，大火烧开后，放入所有主料转小火煮 2 小时。③最后加食盐调味即可。

适宜人群：体质虚弱、面色萎黄无华者，贫血者，干燥综合征患者。可补血生津，缓中补虚。

煲粥 乌梅姜茶粥

主料：生姜 10 克，乌梅肉 30 克，绿茶 5 克，粳米 50 克。

制作：将三味药材水煎，取汁去渣，加粳米煮成粥，粥将熟时加入红糖调味。

适宜人群：细菌性痢疾和阿米巴痢疾患者。可温中散寒，杀菌止痢。

煲凉茶 乌梅蚕豆枣汤

主料：蚕豆、乌梅各 10 克，大枣 7 颗。

制作：将主料下锅，加适量水，煎煮 15 分钟，加入白糖调味即可。

适宜人群：轻度中暑者。可清暑热，解烦渴。

木瓜

木瓜为蔷薇科植物贴梗海棠的干燥近成熟果实。

【别名】

贴梗海棠、铁脚梨、皱皮木瓜、宣木瓜。

【性味归经】

味酸，性温。归肝经、脾经。

【功能主治】

舒筋活络，和胃化湿。用于湿痹拘挛，腰膝关节酸重疼痛，吐泻转筋，脚气水肿。

选购技巧

药材性状

呈长圆形，多纵剖成两半，长4～9厘米，宽2～5厘米，厚1～2.5厘米。外表面紫红色或红棕色，有不规则的深皱纹；剖面边缘向内卷曲，果肉红棕色，中心部分凹陷，棕黄色；种子扁长三角形，多脱落。质坚硬。气微清香，味酸。

经验鉴别

表面紫红，常为两半，皮皱纹多。

真伪鉴别

伪品：榠楂的干燥果实，呈月牙形或类长椭圆形，多纵剖成2～4瓣，表面平滑或稍粗糙，无皱褶，有极细的皱纹，呈红棕色，光滑无皱纹，久存后为紫棕色，两端平或微翘，边缘微内曲，剖面平坦或微凹；果肉较厚，呈红棕色，粗糙，显颗粒性；中心子房室明显，内含种子多数，种子扁平三角形，排列紧密，为红棕色；质坚硬而重，闻之气微香，口尝味酸涩，嚼之有砂粒感。

规格分等

以皱皮木瓜为主流商品。皱皮木瓜以质坚实、肉厚、紫红色、味酸者为佳。以宣城产的木瓜质最优。

膳食药材的选购与煲制

煲制技巧

应用宜忌

宜 营养缺乏，消化不良，肥胖，产后缺乳。

忌 小便不利、胃有积滞及胃酸过多者不宜用。

用法用量

鲜品可用于煲汤、煲粥。每剂 6 ~ 9 克。

煲前处理

洗净，切块。

煲制入药

煲汤 随主料一起入锅煲制。武火煲沸，文火煲制。

煲粥 米煮成稀粥，鲜品再加入共煮 5 分钟即可。

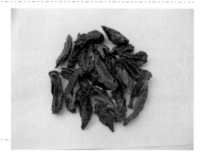

木瓜干

调味品食

可加食盐调味。

煲制实例

煲汤　木瓜猪蹄汤

主料：猪蹄 350 克，木瓜 1 个，通草 6 克，生姜 10 克。

制作：①木瓜剖开去皮去籽，切成小块，生姜洗净切成片。②猪蹄烙去残毛，洗净，砍成小块，再放入沸水中汆去血水。③将猪蹄、木瓜、通草、姜片装入煲内，加适量清水煲至熟烂，加入食盐、味精调味即可。

适宜人群：产后妇女乳汁不通者，气血亏虚者，便秘者。可和血，润肤，美容。

煲粥　木瓜薏米粥

主料：木瓜 400 克，薏苡仁 20 克，蜜枣（或大枣）8 颗，大米 100 克。

制作：①木瓜去皮去籽，切小块；薏苡仁和大米提前浸泡。②锅中放入清水，放入薏苡仁和大米，大火煮开后转中小火煮30分钟。③煮至黏稠时，放入蜜枣和木瓜块，继续煮5分钟即可。

适宜人群：消化不良者。可平肝和胃，健脾消食。

火麻仁为桑科植物大麻的干燥成熟果实。

火麻仁

【别名】
大麻仁、麻子仁、麻子、白麻子、冬麻子、火麻子。

【性味归经】
味甘，性平。归脾、胃、大肠经。

【功能主治】
润肠通便。用于血虚津亏，肠燥便秘。

选购技巧

药材性状

果实呈扁卵圆形，长3～5毫米，宽3～4毫米。表面灰褐色或灰绿色，有细微的白色或棕色网纹，顶端略尖，基部有圆形的果柄痕，两侧有棱，果皮薄而脆，易破碎。种皮暗绿色，胚弯曲，被菲薄胚乳。子叶与胚根等长，乳白色。富油性。气微，味淡，嚼后稍有麻舌感。

经验鉴别

果扁圆形，皮光质脆。壳绿仁白，味香油质。

真伪鉴别

混淆品：胡麻子，别称亚麻子，呈扁卵圆形，一侧较薄，一端钝圆，他端尖，并歪向一侧，长4～6毫米，宽2～3毫米，厚约1.5毫米。

规格分等

以粒大、种仁饱满者为佳。

◀煲制技巧▶

应用宜忌

宜 肠燥便秘，消渴，热淋，风痹，痢疾，老人、产后妇女血虚津亏，大便秘结，月经不调，疥疮，癣癞。

忌 大便溏泻者忌服。

用法用量

饮片可用于煲汤、煲粥。每剂 10 ~ 15 克。

煲前处理

洗净，捣烂。

煲制入药

煲汤 随主料一起入锅煲制。武火煲沸，文火煲制。

煲粥 随其他材料一起煎煮取汁，再与米煲粥。

调味品食

可加食盐、糖等调味。

煲制实例

煲汤 **火麻仁猪大肠汤**

主料：火麻仁 15 克，陈皮 10 克，松子仁 80 克，猪大肠 400 克，猪瘦肉 100 克。

制作：①火麻仁用文火炒至爆裂，放凉后稍打碎去壳，使其滑利之性减缓；陈皮浸泡软后刮去白瓤；炒好的火麻仁与陈皮一起放进煲汤袋内，袋口扎好。②猪大肠洗净，切成小段；猪瘦肉洗净，切成小块状。③把所有材料一起放进锅，加入清水，武火煲沸后，改文火慢煲约 2 小时，加入葱花、食盐便可温服。

适宜人群：皮肤皲裂者，习惯性便秘者。可润肠通便，滋养补虚。

煲粥 **麻仁苏子粥**

主料：火麻仁 15 克，紫苏子 10 克，粳米适量。

制作：将火麻仁、紫苏子洗净，碾磨煎煮取汁，再加入粳米煲熟即可。

适宜人群：老年津亏便秘、习惯性便秘或产后便秘者。可益气养阴，润肠通便。

佛手为芸香科植物佛手的干燥果实。

【别名】

佛手柑、五指橘、飞穰、蜜罗柑、五指香橼、五指柑。

【性味归经】

味辛、苦、酸，性温。归肝经、脾经、胃经、肺经。

【功能主治】

疏肝理气，和胃止痛，燥湿化痰。用于肝胃气滞，胸胁胀痛，胃脘痞满，食少呕吐，咳嗽痰多。

佛手

选购技巧

药材性状

呈类椭圆形或卵圆形的薄片，常皱缩或卷曲，长 6～10 厘米，宽 3～7 厘米，厚 2～4 厘米。顶端稍宽，常有 3～5 个手指状的裂瓣，基部略窄，有的可见果梗痕。外皮黄绿色或橙黄色，有皱纹及油点。果肉浅黄白色，散有凹凸不平的线状或点状维管束。质硬而脆，受潮后柔韧。气香，味微甜后苦。

经验鉴别

皮黄光亮，果肉米黄。前端手状，后具柄痕。

真伪鉴别

混淆品 1：佛手瓜，为长圆形薄片，常皱缩卷曲。上半部稍宽，有时顶端浅裂为两瓣，不呈指状分枝。外表面类白色，具不规则的纵皱纹，偶见刺状突起，无凹点。内表面类白色，散有点状纵管束，中央具明显的中脉，上半部有大型的子房室，内有一枚特大种子残片。质硬脆，粉性。气微，味微甘。

混淆品 2：香圆，常加工成丝条状，表面绿色或黄棕色，密被凹陷的小油点及网状隆起的粗皱纹。切片边缘油点明显。中果皮厚约 0.5 厘米，黄白色，

膳食药材的选购与煲制

具筋脉状的维管束。质柔韧。气香，味酸而苦。

规格分等

有川佛手和广佛手之分，以片均匀、平整、不破碎、肉白、香味浓者为佳。

煲制技巧

应用宜忌

宜　肝气郁结之胁痛，肝胃不和，脾胃气滞之脘腹胀痛，久咳痰多。也可去除异味，提神醒脑。

忌　阴虚有火、无气滞症状者慎服。

用法用量

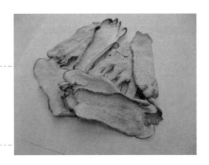

鲜品、饮片可煲汤、煲粥，饮片可煲凉茶。每剂 3~9 克。

佛手片

煲前处理

洗净，切片。

煲制入药

煲汤　随主料一起入锅煲制。武火煲沸，文火煲制。

煲粥　与其他料先煎煮取汁，再加米煲粥。

煲凉茶　随其他料用水煮即可。

调味品食

可加食盐、白糖等调味。

煲制实例

煲汤　**佛手柑老鸭汤**

主料：老鸭250克，佛手100克，陈皮10克，山楂10克，枸杞子10克。

制作：①将老鸭收拾干净，切件，汆水；佛手洗净，切片；枸杞子洗净，浸泡；陈皮、山楂煎汁去渣备用。②锅中放入老鸭、佛手、枸杞子，加入适量清水，小火慢炖。③至香味四溢时，倒入药汁，调入食盐，稍炖，出锅即可。

适宜人群：脾虚气滞所致的食欲不振、食积腹胀、消化不良患者。可滋阴补肺，健脾养胃。

煲粥　佛手砂仁粥

主料：佛手15克，砂仁6克，粳米100克。

制作：将佛手、砂仁加水煎煮，去渣取汁，加粳米煮成粥。每日1剂，温热食。

适宜人群：肝胃不和之嗳气腹胀者。可疏肝理气，和胃消嗳。

煲凉茶　佛手菊花茶

主料：佛手10克，菊花10克。

制作：水煮佛手、菊花，去渣取汁，加入白糖代茶饮。

适宜人群：肝气郁结胁痛不舒者。可疏肝清热。

麦芽为禾本科一年生草本植物大麦的成熟果实经发芽干燥而成。

【别名】大麦芽、大麦毛。

【性味归经】味甘，性平。归脾经、胃经。

【功能主治】行气消食，健脾开胃，回乳消胀。用于食积不消，脘腹胀痛，脾虚食少，乳汁郁积，乳房胀痛，妇女断乳，肝郁胁痛，肝胃气痛。

麦芽

选购技巧

药材性状

呈梭形，长8~15毫米，直径2.5~1.5毫米。表面淡黄色，背面浑圆，为外稃包围，具5脉，先端长芒已断落；腹面为内稃包围，有1条纵沟。除去内外稃后，基部胚根处可见胚芽及须根，胚芽长披针状条形，黄白色，长约5毫米，须根数条，纤细而弯曲。质硬，断面白色，粉性。

经验鉴别

麦芽淡黄，腹沟凹陷，芽白弯曲，长1厘米。

真伪鉴别

混淆品：小麦芽，颖果长圆形，两端略尖，可长至6毫米，直径1.5～2.5毫米。表面浅黄棕色或黄色，稍皱缩，腹面中央有一纵行深沟，顶端具黄白色柔毛。质硬，断面白色，粉性。气弱，味淡。

规格分等

以色黄粒大、饱满、芽完整者为佳。

煲制技巧

应用宜忌

宜 一般人群均可食用。尤宜用于食积不消，脘腹胀满，呕吐，泄泻，食欲不振，乳汁郁积，乳房胀痛。

忌 脾胃虚弱、痰火咳喘者及孕妇忌服，哺乳期妇女不宜服用。

用法用量

本品可煲汤、煲粥、煲凉茶。每剂10～15克；回乳炒用，每剂60克。

生麦芽用于脾虚食少，乳汁郁积；炒麦芽用于食积不消，妇女回乳；焦麦芽用于食积不消，脘腹胀痛。

煲前处理

洗净，必要时炒制。

煲制入药

煲汤 用纱布包住，随其他料一起入锅煲制。

煲粥 先与其他料煎煮取汁再煲制。

煲凉茶 随其他料一起入锅煲制。

调味品食

可加食盐、红糖调味。

煲制实例

煲汤　麦芽鸡汤

主料： 炒麦芽60克，鸡肉200克。

制作： ①鸡肉洗净，切块，氽水；炒麦芽洗净，用纱布包好，浸泡。②锅内加油烧热，放入葱段、姜片、鸡块煸炒。③放入鲜汤、麦芽包，用小火炖一两个小时，加食盐调味即可。

适宜人群： 需消食、回乳者。可行气消食，回乳。

煲粥　麦芽粥

主料： 生麦芽15克，炒麦芽50克，粳米150克。

制作： ①将生麦芽、炒麦芽放入锅内，加适量清水煎煮，去渣。②加入粳米煮粥，待粥熟时，加入红糖搅拌溶化即可。

适用人群： 因小儿断乳需停乳者。可退乳消胀。

煲凉茶　麦芽山楂茶

主料： 山楂10克，麦芽10克。

制作： ①山楂切片，与麦芽分别炒焦。②取炒麦芽、炒山楂加水1碗，共煎15分钟，取汁，加入红糖调味即可。

适宜人群： 伤食（乳）泄泻、厌食、腹胀者。可消食化滞，健脾开胃。

罗汉果

罗汉果为葫芦科植物罗汉果的干燥果实。

【别名】拉汗果、假苦瓜、光果木鳖、金不换、罗汉表、裸龟巴。

【性味归经】味甘，性凉。归肺经、大肠经。

【功能主治】清热润肺，利咽开音，滑肠通便。用于肺热燥咳，咽痛失音，肠燥便秘。

膳食药材的选购与煲制

选购技巧

药材性状

果实球形或长圆形，长 6~11 厘米，直径 4~8 厘米，初密生黄褐色茸毛和混生黑色腺鳞，老后渐脱落而仅在果梗着生处残存一圈茸毛，果皮较薄，干后易脆。

经验鉴别

褐色球形，皮光有茸。轻脆易碎，瓤肉极甜。

真伪鉴别

次品鉴别：①看果形，较为优质的罗汉果外形为椭圆形、圆形或者冬瓜形，如果果形扁圆或者凹凸不光滑，则品质较差。②看颜色，成熟的罗汉果干果颜色是黄褐色的，未成熟的生果烤干后则是棕黑色的，死藤果为淡黄偏白色、死黄色、棕黑色。③看果柄，果柄偏白色者是不够成熟的生果烘烤而成的，果柄黄色者是成熟的生果烘烤而成的，果柄黑色者则可能是变质的霉果。

规格分等

以个大、完整、摇之不响、色黄褐者为佳。

煲制技巧

应用宜忌

宜 肺热或肺燥咳嗽，百日咳，暑热伤津口渴。

忌 脾胃虚寒者忌服。

用法用量

干品可用于煲汤、煲粥、煲凉茶。每剂 9~15 克。

煲前处理

洗净，切开。

煲制入药

煲汤 随主料一起入锅煲制。武火煲沸，文火煲制。

| 煲粥 | 捣碎，随其他料一起用纱布包住入锅与主料煲制。

| 煲凉茶 | 随其他料用水煮开。

调味品食

可加食盐调味。

煲制实例

| 煲汤 | 罗汉果杏仁猪肺汤

主料：猪肺100克，罗汉果、杏仁各适量，姜片5克。

制作：①罗汉果、杏仁洗净；猪肺洗净，切块。②锅里加水烧开，将猪肺放入，煲尽血渍，捞出洗净。③把姜片放进砂锅中，注入清水烧开，放入猪肺、罗汉果、杏仁，大火烧沸转用小火煲炖3小时，加食盐调味即可。

适宜人群：风热袭肺引起声音嘶哑、咳嗽不爽、咽痛者。可清肺止咳，润肠通便。

| 煲粥 | 枇杷罗汉果粥

主料：罗汉果1枚，鲜枇杷叶30克（干品15克），粳米30克。

制作：鲜枇杷叶洗净、切碎、纱布袋包，罗汉果洗净打烂，与粳米一起置入锅中，加水适量，煮成稀粥，再加冰糖调味服食。

适宜人群：急性支气管炎患者，症见发热胸痛、咳嗽气喘、痰多黄稠、口渴、小便短黄等。可清热化痰，降气止咳。

| 煲凉茶 | 罗汉果爽喉茶

主料：罗汉果1枚，胖大海4～8枚，甘草6克。

制作：三味药材共煎15分钟，取汁即可。

适宜人群：咽喉肿痛、声音沙哑者。可清肺化痰，生津止渴。

青果

青果为橄榄科植物橄榄的干燥成熟果实。

【别名】

橄榄、黄榄、白榄。

【性味归经】

味甘、酸，性平。归肺经、胃经。

【功能主治】

清热，利咽，生津，解毒。用于咽喉肿痛，咳嗽痰黏，烦热口渴，鱼蟹中毒。

选购技巧

药材性状

呈纺锤形，两端钝尖，长 2.5～4 厘米，直径 1～1.5 厘米。表面棕黄色或黑褐色，有不规则皱纹。果肉灰棕色或棕褐色，质硬。果核梭形，暗红棕色，具纵棱；内分 3 室，各有种子 1 粒。无臭，果肉味涩，久嚼微甜。

经验鉴别

纺锤有棱，两尖端钝。皮褐内棕，果核梭形。

真伪鉴别

伪品：藏青果，呈长卵形，略扁，一端渐狭，多稍弯曲。渐狭端微凹，具淡黄棕色至棕色圆形果柄痕。长 1.5～3 厘米，直径 0.5～1.2 厘米。表面褐色或棕褐色，具明显纵皱纹和沟纹，有的具细微横环纹。质坚硬，脆断面果肉棕褐色或黄褐色，具胶质样光泽；果核梭形，表面棕黄色，具不规则纵沟，破开后 1 室，中空，内表面光滑。无臭，味苦涩、微甘。

规格分等

统货。以个大、坚实、整齐、灰绿色、肉厚、味先涩后甜者为佳。

应用宜忌

宜 慢性咽炎，酒精中毒。

忌 胃溃疡患者慎用。

用法用量

鲜品可煲汤、煲凉茶。每剂 5～10 克。

煲前处理

洗净，切半。

煲制入药

煲汤 随主料一起入锅煲制。武火煲沸，文火煲制。

煲凉茶 鲜品捣碎，再随其他材料用水煮即可。

调味品食

可加食盐调味。

煲制实例

煲汤 青果炖猪肚子

主料：猪肚 500 克，青果 20 克。

制作：洗净猪肚，先用开水烫一下，再和青果一起加适量清水炖至猪肚熟烂即可。食用时加少许的食盐调味，以喝汤为主。

适宜人群：气血虚损、身体瘦弱者。可补虚损，健脾胃。

煲凉茶 石斛青果饮

主料：石斛 10 克，干青果（捣碎）5 个，焦山楂 10 克，炒谷芽、炒麦芽各 10 克。

制作：将各味药材放入砂锅，加清水适量，煎煮 1 小时，滤渣取汁，倒入杯中即可。

适宜人群：肺胃阴伤者，儿童及肥胖者。可滋阴生津，清润肺胃，解毒利咽，消食开胃。

枸杞子

枸杞子

枸杞子为茄科植物宁夏枸杞的干燥果实。

【别名】

宁夏枸杞、西枸杞、甘枸杞、血枸杞、红宝石。

【性味归经】

味甘，性平。归肝经、肾经。

【功能主治】

滋补肝肾，益精明目。用于虚劳精亏，腰膝酸痛，眩晕耳鸣，内热消渴，血虚萎黄，目昏不明。

选购技巧

药材性状

呈长卵形或椭圆形，略扁，长0.6～2厘米，直径3～8毫米。表面鲜红色或暗红色，微有光泽，有不规则皱纹，顶端略尖，有小凸起状的花柱痕，基部有白色的果柄痕。果皮柔韧，皱缩；果肉厚，柔润而有黏性，内有种子多数。种子扁肾形，长1.5～2毫米，直径约1毫米。气微，味甜。

经验鉴别

扁圆鲜红，皱缩柔软。肉质肥厚，子多白色。

真伪鉴别

伪品：九里香果实，外观呈椭圆形，表面黄棕色至暗红棕色，可见明显皱纹；横切面可见内分为两室，每室有种子1枚，偶见有3枚者，种子较大，略呈半球形，表面类白色；闻之有股香气，口嚼味苦稍有辣味，并有麻舌感。

规格分等

以粒大、色红、肉厚、质柔润、籽少、味甜者为佳。

煲制技巧

应用宜忌

宜 体质虚弱，抵抗力差。

忌 脾虚泄泻者应慎服。

用法用量

干品可煲汤、煲粥。每剂 6~12 克。

煲前处理

洗净，或浸泡一会儿。

煲制入药

煲汤 随主料一起入锅煲制。武火煲沸，文火煲制。

煲粥 随主料一起入锅煲制。

煲凉茶 随其他料用水煮即可。

调味品食

可加食盐调味。

煲制实例

煲汤 枸杞子乌鸡汤

主料：乌骨鸡150克，枸杞子30克，山药（干）30克。

制作：将主料洗净，放入瓦锅内，加清水适量，武火煮后，文火煮2小时，调味即可。

适宜人群：糖尿病失明属肝肾亏损者，症见头晕目昏、视物不清、腰膝酸软、须发早白、夜尿频数、脉沉细弱等。可养肝明目，生津止渴。

煲粥 枸杞子山药粥

主料：枸杞子20克，山药30克，糯米50克。

制作：将主料同放锅中，加适量净水，用大火煮开后改小火慢煮半小时至米熟烂，放温服用。

适宜人群：肝肾阴亏、腰膝酸软、头晕目眩者。可补肾益精，养肝明目，补血安神，生津止渴，润肺止咳。

煲凉茶 **决明子枸杞茶**

主料：决明子5克，枸杞子5克。

制作：①决明子放入锅中，加适量水，以大火煮开，转小火续煮15分钟。
②加入枸杞子续煮5分钟，即成。

适宜人群：肝气虚弱、头晕目眩者。可补肝明目。

栀子

【别名】
木丹、鲜支、支子、越桃、山栀子、小栀子、黄栀子、红栀子。

【性味归经】
味苦，性寒。归心经、肺经、三焦经。

【功能主治】
泻火除烦，清热利湿，凉血解毒。用于热病心烦，湿热黄疸，淋证涩痛，血热吐衄，目赤肿痛，火毒疮疡；外治扭挫伤痛。

栀子为茜草科植物栀子的干燥成熟果实。

选购技巧

药材性状

呈长卵圆形或椭圆形，长1.5~3.5厘米，直径1~1.5厘米。表面红黄色或棕红色，具6条翅状纵棱，棱间常有1条明显的纵脉纹，并有分枝。顶端残存萼片，基部稍尖，有残留果梗。果皮薄而脆，略有光泽；内表面色较浅，有光泽，具2~3条隆起的假隔膜。种子多数，扁卵圆形，集结成团，深红色或红黄色，表面密具细小疣状突起。

经验鉴别

果实蒴状，外具六棱。顶有宿萼，种似辣子。

真伪鉴别

伪品：水栀子，外观为长圆形，长3~7厘米，个儿比正品大，表面有翅棱6条，较凸出，且多卷折，顶端宿萼较大，无非腺毛，果皮较厚；口尝鼻闻与正品相似，但用乙醇溶液进行荧光测试不显蓝色。

规格分等

以个小、完整、仁饱满、内外色红者为佳。个大、外皮棕黄色、仁较瘪、色红黄者质次。

一等：呈长圆形或椭圆形，饱满。表面橙红色、红黄色、淡红色或淡黄色。具纵棱，顶端有宿存萼片。皮薄革质。略有光泽。破开后种子聚集成团状，橙红色、紫红色、淡红色或棕黄色。气微，味微酸而苦。

二等：较瘦小。表面橙黄色、暗棕色或带青色，间有怪形果或破碎品，其余同一等。

煲制技巧

应用宜忌

宜 肝炎，扭挫伤，高血压，糖尿病。

忌 孕妇及脾胃虚弱者慎服。

用法用量

外用可治疗跌打扭伤、挫伤。生栀子研末，用面粉、蛋清调匀，湿敷肿处，还可治疗痔疮热痛；黑山栀研末，以凡士林调匀，局部涂抹，可以止痛。饮片可用于煲汤、煲粥。每剂6~10克。

煲前处理

洗净即可。

煲制入药

煲粥 随其他料先煎煮，后加米煲粥。

调味品食

可加食盐、冰糖等调味。

煲制实例

煲粥　香附栀子粥

主料：香附6克，栀子10克，粳米100克。

制作：先把香附、栀子加水煎煮，去渣取汁，用药汁与粳米一起煮粥。

适宜人群：肝火旺盛者。可疏肝理气，清热泻火。

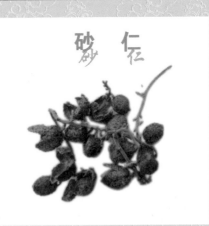

砂仁

【别名】

阳春砂、春砂仁、缩砂蜜。

【性味归经】

味辛，性温。归脾经、胃经、肾经。

【功能主治】

化湿开胃，温脾止泻，理气安胎。用于湿浊中阻，脘痞不饥，脾胃虚寒，呕吐泄泻，妊娠恶阻，胎动不安。

砂仁为姜科植物阳春砂、绿壳砂或海南砂的干燥成熟果实。

选购技巧

药材性状

阳春砂、绿壳砂：呈椭圆形或卵圆形，有不明显的三棱，长1.5～2厘米，直径1～1.5厘米。表面棕褐色，密生刺状突起，顶端有花被残基，基部常有果梗。果皮薄而软。种子集结成团，具三钝棱，中有白色隔膜，将种子团分成3瓣，每瓣有种子5～26粒。种子为不规则多面体，直径2～3毫米；表面棕红色或暗褐色，有细皱纹，外被淡棕色膜质假种皮；质硬，胚乳灰白色。气芳香而浓烈，味辛凉、微苦。

海南砂：呈长椭圆形或卵圆形，有明显的三棱，长1.5～2厘米，直径0.8～1.2厘米。表面被片状、分枝的软刺，基部具果梗痕。果皮厚而硬。种子团较小，每瓣有种子3～24粒，种子直径1.5～2毫米。气味稍淡。

经验鉴别

外呈卵圆，皮具柔刺。内分三室，仁聚成团。

真伪鉴别

正品砂仁呈较为饱满的椭圆形种子团，且种子团三钝棱明显，具浓烈芳香气味。伪品砂仁种子团的形状通常呈类球形、长卵形，气味较淡甚至有其他异味。

伪品1：红壳砂仁，果实较小，类球形，纵向棱线明显，刺状突起较大而稀疏，种子较小，表面略光滑，纹理呈条状，辛凉味淡。

伪品2：海南假砂仁，种子呈不规则卵圆形，表面纹理呈条状，辛凉味淡，且有异味。

其他伪品有山姜、华山姜、艳山姜等植物的种子团，习称土砂仁、建砂仁、川砂仁。药材多为种子团或散落的种子，并常残留棕黄色光滑的果皮碎片。

规格分等

以个大、坚实、仁饱满、气味浓厚者为佳。以阳春砂质量为优。

煲制技巧

应用宜忌

宜 湿浊中阻，脘痞不饥，脾胃虚寒，呕吐泄泻，妊娠恶阻，胎动不安。

忌 阴虚有热者、气虚肺满者禁用。

注意事项

入煎剂宜后下。

用法用量

饮片可煲汤、煲粥。每剂3~6克。

煲前处理

洗净，浸泡一会儿。

煲制入药

煲汤 随主料一起入锅煲制。武火煲沸，文火煲制。

煲粥 碾磨成粉，待粥煮熟时加入直至煮烂。

调味品食

可加食盐、白糖等调味。

煲制实例

煲汤 砂仁黄芪猪肚汤

主料：猪肚 200 克，银耳 50 克，黄芪 8 克，砂仁 6 克。

制作：①银耳以冷水泡发，去蒂，撕小块；黄芪、砂仁洗净备用。②猪肚洗刷干净，汆水，切片。③将猪肚、银耳、黄芪、砂仁放入瓦煲内，大火烧沸后再以小火煲 2 小时，再加食盐调味即可。

适宜人群：脾胃气虚者，胃下垂及慢性胃炎患者。可益气健脾，消食开胃。

煲粥 春砂仁粥

主料：春砂仁末 2~3 克，大米 50~75 克。

制作：将大米淘洗后，放入小锅内，加水适量煮，待粥将熟时，调入春砂仁末，稍煮即可。

适宜人群：食欲不振、消化不良的小儿。可健脾胃，助消化。

吴茱萸
吴荣萸

【别名】

吴萸、左立、曲药子、伏辣子、茶辣、澳泡子、吴辣。

吴茱萸为芸香科植物吴茱萸、石虎或疏毛吴茱萸的干燥近成熟果实。

【性味归经】

味辛、苦，性热；有小毒。归肝经、肾经、脾经、胃经。

【功能主治】

散寒止痛，降逆止呕，助阳止泻。用于厥阴头痛，寒疝腹痛，寒湿脚气，经行腹痛，脘腹胀痛，呕吐吞酸，五更泄泻。

选购技巧

药材性状

呈球形或略呈五角状扁球形，直径 2 ~ 5 毫米。表面暗黄绿色至褐色，粗糙，有多数点状突起或凹下的油点。顶端有五角星状的裂隙，基部残留被有黄色茸毛的果梗。质硬而脆，横切面可见子房 5 室，每室有淡黄色种子 1 粒。气芳香浓郁，味辛辣而苦。

经验鉴别

体带果柄，顶端无棱。皮有腺点，气香味辛。

真伪鉴别

伪品：臭辣子，外观呈星状扁球形，直径 4 ~ 8 毫米，比正品个儿稍大，多由 4 ~ 5 枚离生的菁葖果组成，表面棕褐色或黑褐色，亦粗糙，有皱纹，但突出的油点没有正品明显。顶端呈梅花状深裂，果柄的茸毛少；横切面亦可见子房 5 室，每室亦有种子 1 粒，但呈椭圆形，且为黑褐色，种子上有凸起的皱纹；闻之无浓烈香气，但有股特殊气味，口尝味苦但无辣味。

规格分等

以饱满、色绿、香气浓郁者为佳。

煲制技巧

应用宜忌

宜 呕逆吞酸，脏寒吐泻，脘腹胀痛，五更泄泻，高血压，口疮溃疡，齿痛，湿疹，黄水疮。

忌 阴虚有热者及孕妇忌用。

注意事项

本品辛热燥烈，易损气动火，不宜多服久服。

用法用量

饮片可用于煲汤、煲粥。每剂 2 ~ 5 克。

煲前处理

煲汤 洗净即可。

煲粥 洗净，捣碎研成细粉。

煲制入药

煲汤 随主料一起入锅煲制。武火煲沸，文火煲制。

煲粥 米先煮熟，再加入吴茱萸粉煲制。

调味品食

可加食盐调味。

煲制实例

煲汤 **吴茱萸板栗羊肉汤**

主料：吴茱萸 5 克，桂枝 5 克，板栗 15 克，枸杞子 6 克，羊肉 150 克。

制作：①将羊肉洗净，切块；板栗浸透去壳，枸杞子洗净，备用。②吴茱萸、桂枝洗净，煎取药汁备用。③向锅中加入水、羊肉块、板栗、枸杞子煮至熟，倒入药汁续煮 10 分钟，调入食盐即可。

适宜人群：畏寒怕冷、四肢冰冷者。可暖宫散寒，滋阴补肾。

煲粥　吴茱萸粥

主料：吴茱萸 3 克，粳米 50 克。

制作：先将吴茱萸研为细末，粳米淘洗后放入砂锅加水煮，待熟即下吴茱萸末及葱白、生姜，继续煮成粥，温服。

适宜人群：疝气者。可温脾暖胃，止呕止痛。

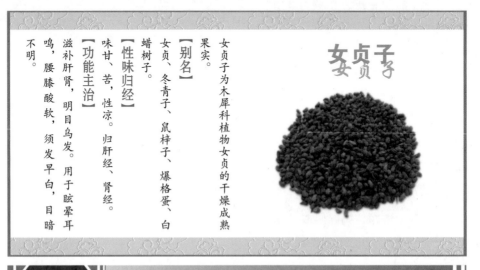

女贞子为木犀科植物女贞的干燥成熟果实。

【别名】
女贞、冬青子、鼠梓子、爆格蛋、白蜡树子。

【性味归经】
味甘、苦，性凉。归肝经、肾经。

【功能主治】
滋补肝肾，明目乌发。用于眩晕耳鸣，腰膝酸软，须发早白，目暗不明。

选购技巧

药材性状

干燥果实卵形或椭圆球形，有的微弯曲，长 5～10 毫米，直径 3～4 毫米。外皮蓝黑色，具皱纹；两端钝圆，底部有果柄痕。质坚，体轻，横面破开后大部分为单仁，如为双仁，中间有隔瓤分开。仁椭圆形，两端尖，外面紫黑色，里面灰白色。无臭，味甘而微苦涩。

经验鉴别

果圆肾形，黑色多皱。带有果柄，种子单仁。

真伪鉴别

伪品 1：冬青子，表面棕褐色而光亮，具细小的疣状突起，外果皮坚而脆，分核通常 4 枚，少数 5 枚，背面具深沟。

伪品 2：鸦胆子，核果呈椭圆形而两端略尖，果实表面黑色或棕色，有隆起的网状皱纹，网眼呈不规则的多角形，两侧有明显的棱线，基部有凹陷的果柄痕。种子表面类白色或黄白色，具网纹；种皮薄，子叶乳白色，富油性；味极苦而持久。

规格分等

以粒大、饱满、色蓝黑、质坚实者为佳。

煲制技巧

应用宜忌

宜 肝肾阴虚，腰酸耳鸣，须发早白；眼目昏暗，视物昏暗；阴虚发热，胃病，痛风，高尿酸血症。

忌 本品虽补而不腻，但性凉，脾胃虚寒泄泻及阳虚者忌用。

注意事项

本品药性较平和，作用缓慢，久服始能见效。

用法用量

饮片可煲汤、煲粥。每剂 6~12 克。

煲前处理

洗净。

煲制入药

煲汤 可用纱布包住，随主料一起入锅煲制。武火煲沸，文火煲制。

煲粥 随主料一起入锅煲制。

调味品食

可加食盐调味。

煲制实例

煲汤 **女贞子黑芝麻瘦肉汤**

主料：猪瘦肉 60 克，女贞子 10 克，黑芝麻 30 克。
制作：①把女贞子、黑芝麻洗净。②将猪瘦肉洗净，切成小块。③将全部用料放入锅内，加入适量清水，大火煮开后，小火煲1小时，调味即可食用。

适宜人群：肝肾不足引起须发早白、神疲肤糙、腰酸乏力、眩晕或高脂血症、高血压患者。可补肾黑发，益精养颜。

煲粥 女贞桑椹粥

主料：女贞子10克，桑椹15克，粳米100克，冰糖15克。

制作：①洗净桑椹与女贞子，用清水浸泡1晚。②粳米淘洗干净，置于锅内，加入桑椹、女贞子及浸泡用的清水，文火煨粥，粥成时加入冰糖（打碎），再煮片刻，待冰糖溶化即成。

适宜人群：高血压、头晕眩、耳鸣、视力减退、须发早白及大便干结者。可补肾益精，清肝明目，乌发嫩肤，疏风止痛。

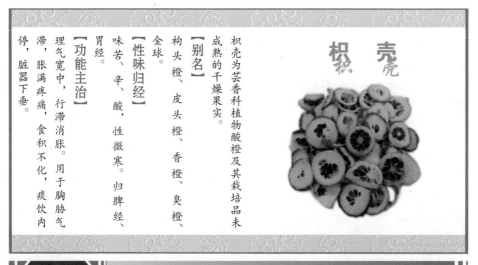

枳壳为芸香科植物酸橙及其栽培品未成熟的干燥果实。

【别名】
枸头橙、皮头橙、香橙、臭橙、金球。

【性味归经】
味苦、辛、酸，性微寒。归脾经、胃经。

【功能主治】
理气宽中，行滞消胀。用于胸胁气滞，胀满疼痛，食积不化，痰饮内停，脏器下垂。

选购技巧

药材性状

呈半球形，直径3~5厘米。外果皮棕褐色或褐色，有颗粒状突起，突起的顶端有凹点状油室；有明显的花柱残迹或果梗痕。切面中果皮黄白色，光滑而稍隆起，厚0.4~1.3厘米，边缘散有1~2列油室，瓤囊7~12瓣，少数至15瓣，瓤囊干缩呈棕色至棕褐色，内藏种子。质坚硬，不易折断。气清香，味苦、微酸。

经验鉴别

表皮深绿，肉质白色。内有果膜，气味芳香。

真伪鉴别

伪品柚子未成熟的果实，外观略呈半球形，直径 8～10 厘米，外皮灰褐色或灰棕色，粗糙，顶端突起，基部有时内陷；横剖面果皮厚 1.5～3 厘米，略粗糙，可见皱纹瓤囊，分为 10～18 瓣，体轴明显；气味与真品相似。

规格分等

以外果皮色绿褐、果肉厚、质坚硬、香气浓者为佳。

一等：横切对开，呈扁圆形。表面绿褐色或棕褐色，有颗粒状突起。切面黄白色或淡黄色，肉厚、瓤小，质坚硬。气清香，味苦、微酸。直径 3.5 厘米以上，肉厚 0.5 厘米以上。

二等：肉薄。直径 2.5～3.5 厘米，肉厚 0.35～0.5 厘米，其余同一等。

煲制技巧

应用宜忌

宜 胸腹满闷，腹胀腹痛，食积不化，痰饮内停，胃下垂，脱肛，子宫脱垂。

忌 脾胃虚弱者及孕妇慎用。

注意事项

用量不宜过大，脾胃虚弱、阴虚火旺者服用后副作用明显。

用法用量

饮片可用于煲汤、煲粥。每剂 3～10 克。

煲前处理

洗净即可。

煲制入药

煲汤 随主料一起入锅煲制。武火煲沸，文火煲制。

煲粥 随其他料先煎煮取汁，后加米煲粥。

调味品食

可加食盐调味。

煲制实例

煲汤 黄芪枳壳鲫鱼汤

主料：黄芪30克，炒枳壳15克，鲫鱼500克。

制作：①鲫鱼、黄芪、炒枳壳分别用清水洗净。②药材、鲫鱼同放入砂煲内，加清水适量，武火煮沸后，改用文火煲至鱼熟烂，调味供用。

适宜人群：胃下垂患者。可健脾补中，升阳益气。

煲粥 枳壳粥

主料：枳壳10克，大米100克。

制作：将枳壳择净，放入锅中，加清水适量，浸泡10分钟后，水煎取汁，加大米煮为稀粥即成。

适宜人群：脘腹胀满、连及胸肋、呃逆频作、纳差食少、消瘦者。可健脾和中，疏肝行气。

牛蒡子为菊科植物牛蒡的干燥成熟果实。

【别名】
大力子、牛子、恶实、黑风子、鼠粘子。

【性味归经】
味苦、辛，性寒。归肺经、胃经。

【功能主治】
疏散风热，宣肺透疹，解毒利咽。用于风热感冒，咳嗽痰多，麻疹，风疹，咽喉肿痛，痄腮丹毒，痈肿疮毒。

牛蒡子
牛蒡子

选购技巧

药材性状

呈长扁卵形,长约 6 毫米,中部直径约 3 毫米。外皮灰褐色,有数条微突起的纵纹,中间一条较明显,全体有稀疏的斑点,又似致密的网纹。一端略窄,微弯曲,顶上有一浅色小点;另一端钝圆,稍宽,有一小凹窝。纵面稍隆起,边缘光圆而厚。外皮较坚硬,破开后种仁两瓣,灰白色,富有油性。无臭,味微苦。

经验鉴别

表面褐色,纵脉凸出。外皮坚脆,黑斑散生。种仁黄白,富含油性。

真伪鉴别

伪品:大鳍蓟,果实呈长倒卵形,长 4 ~ 5 毫米,宽约 2 毫米,表面灰白色,顶端色较深,茎部色较淡,中间有一条较明显的纵棱,纵棱两边有横纹花斑,顶端钝圆,常有白色的冠毛残存。

规格分等

以粒大、饱满、外皮灰褐色者为佳。

煲制技巧

应用宜忌

宜 风热感冒,咳嗽痰多,麻疹,风疹,咽喉肿痛,痄腮丹毒,痈肿疮毒。可用于防治糖尿病肾病。

忌 气虚色白、大便自利或泄泻者慎服。

用法用量

饮片可用于煲粥、煲凉茶。每剂 6 ~ 12 克。

煲前处理

洗净,切片。

煲制入药

煲粥 先煎煮牛蒡子取汁,将粳米煮成粥再加入煮 5 分钟。

煲凉茶 随主料一起煎煮。

调味品食

可加食盐调味。

煲制实例

煲粥 牛蒡子粥

主料:薄荷 6 克,牛蒡子 10 克,粳米适量。

制作:①将牛蒡子煮 15 分钟,取出后留下汁水备用。②将粳米煮成粥,10 分钟后放入薄荷,在粥快好时,放入牛蒡子汁水,煮 5 分钟即可。

适宜人群:外感风热、感冒咳嗽、咳痰不爽、咽喉肿痛、麻疹透发不畅者。可疏风清热,解毒透疹,祛痰利咽。

煲凉茶 牛蒡子茶

主料:牛蒡子、防风、荆芥穗各 10 克,薄荷、大黄、生甘草各 5 克。

制作:除薄荷外,将其余药材加水放入锅中煎煮,待起锅前 10 分钟再下薄荷。

适宜人群:感冒、咽喉肿痛引起不适者。可疏散风热,清热解毒,宣通鼻窍。

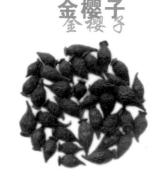

金樱子为蔷薇科植物金樱子的干燥果实。

【别名】

糖罐子、野石榴、糖钵、刺梨、糖橘子、黄茶瓶、刺橄榄、糖刺果。

【性味归经】

味酸、甘、涩，性平。归肾经、膀胱经、大肠经。

【功能主治】

固精缩尿，固崩止滞，涩肠止泻。用于遗精滑精，遗尿尿频，崩漏带下，久泻久痢。

选购技巧

药材性状

干燥果实呈倒卵形，略似花瓶，长约3厘米，直径1～2厘米。外皮红黄色或红棕色，上端宿存花萼如盘状，下端渐尖。全体有突起的棕色小点，系毛刺脱落后的残痕，触之刺手。质坚硬，切开观察，肉厚约1.5毫米，内壁附有淡黄色茸毛，有光泽，内有多数淡黄色坚硬的核。无臭，味甘、微酸涩。

经验鉴别

蒴果瓶状，皮红有刺。顶存宿萼，内壁具茸。

真伪鉴别

伪品：美蔷薇，外观呈长卵形或圆球形，表面为橙红色或深红色，无刺，有明显的皱纹，外形酷似胖大海，内表面有金黄色茸毛；小瘦果数量较正品少，一般为10～20粒，卵形，光滑无毛；口尝味微甜，略带一点酸味。

规格分等

以个大、色红黄、去净毛刺者为佳。

煲制技巧

应用宜忌

宜 遗精滑精，遗尿尿频，崩漏带下，久泻久痢。

忌 有实火、邪热者慎用。

用法用量

饮片可用于煲粥。每剂 6 ~ 12 克。

煲前处理

剖开取仁，洗净、捣碎。

煲制入药

煲粥 先煎煮取汁，后加米煲制。

调味品食

可加食盐或蜂蜜调味。

煲制实例

煲粥 加味金樱子粥

主料：金樱子 10 克，枳壳、棉花根各 30 克，粳米 100 克。

制作：将金樱子、枳壳、棉花根水煎取浓汁，去渣，同粳米煮成粥。

适宜人群：滑精、遗精、遗尿、小便频数、脾虚泄泻、带下、子宫脱垂者。可收湿，固精理气，止泻。

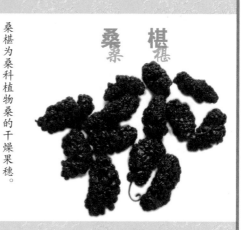

桑椹为桑科植物桑的干燥果穗。

【别名】

桑葚、桑实、乌椹、文武实、黑椹、桑枣、桑椹子、桑果、桑粒、桑蔗。

【性味归经】

味甘、酸，性寒。归心经、肝经、肾经。

【功能主治】

滋阴补血，生津润燥。用于肝肾阴虚，眩晕耳鸣，心悸失眠，须发早白，津伤口渴，内热消渴，肠燥便秘。

选购技巧

药材性状

本品为聚花果，由多数小瘦果集合而成，呈长圆形，长 1~2 厘米，直径 0.5~0.8 厘米。黄棕色、棕红色至暗紫色，有短果序梗。小瘦果卵圆形，稍扁，长约 2 毫米，宽约 1 毫米，外具肉质花被片 4 枚。气微，味微酸而甜。

经验鉴别

聚花果成，色紫红棕。有小短柄，味甜微酸。

真伪鉴别

成熟桑椹果实为紫红色聚花果，有小短柄，味甜微酸。可从三方面鉴别真伪：①眼看，假桑椹表面乌黑，但缺少光泽，没有真桑椹那么发亮，且假桑椹的果梗也是乌黑色的；②水泡，真桑椹放到水中，水会逐渐变色加深，但桑椹无颜色变化，而假桑椹放入水中，水会发生颜色改变，桑椹颜色随浸泡时间的延长而变淡；③酸碱实验，桑椹中的花青素遇酸会变红、遇碱会变蓝，可用酸的白醋或呈碱性的小苏打水进行实验。

规格分等

以个大、肉厚、紫红色、糖性大者为佳。

煲制技巧

应用宜忌

宜 肝肾阴血不足，少年发白，病后体虚、体弱，习惯性便秘，风湿病，神经疼痛，筋骨疼痛。

忌 脾胃虚寒作泄者及孕妇勿服。

注意事项

熬桑椹时忌用铁器。

用法用量

鲜品、饮片均可煲汤、煲粥。每剂9～15克。

煲前处理

洗净即可。

煲制入药

煲汤 随主料一起入锅煲开。

煲粥 先把米煮熟成粥再加桑椹服食。

煲凉茶 与其他主料一起用沸水冲服。

调味品食

可加冰糖调味。

煲制实例

煲汤 桑椹黑木耳汤

主料：桑椹30克，木耳（干）10克，荷叶15克。

制作：①荷叶洗净切碎，桑椹洗净；木耳泡发去杂，洗净。②将主料一同放入砂锅中，加适量清水煮20分钟即可。

适宜人群：因血压高引起耳鸣者。可补虚益气，降血压。

煲粥 枸杞桑椹粥

主料：桑椹10克（鲜品20克），枸杞子5克，大枣5颗，粳米100克。

制作：①将枸杞子、桑椹、大枣洗净，粳米淘洗好浸水备用。②将主料放入锅中一起煮，熟后用糖调味即可。

适宜人群：眼部疲劳、体质弱者。可补肝肾，健脾胃。

煲凉茶　桑椹菊花茶

主料：桑椹10克，菊花4克。

制作：①将桑椹洗净，冲入热开水，加盖闷泡10分钟。②放入菊花，闷泡出香味即可。

适宜人群：夜盲症、青光眼患者。可缓解视觉降低，生津润肠，平肝明目。

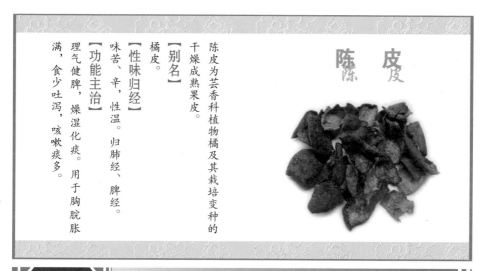

陈皮

陈皮为芸香科植物橘及其栽培变种的干燥成熟果皮。

【别名】
橘皮。

【性味归经】
味苦、辛，性温。归肺经、脾经。

【功能主治】
理气健脾，燥湿化痰。用于胸脘胀满，食少吐泻，咳嗽痰多。

选购技巧

药材性状

常剥成数瓣，基部相连，有的呈不规则的片状，厚1～4毫米。外表面橙红色或红棕色，有细皱纹及凹下的点状油室；内表面浅黄白色，粗糙，附黄白色或黄棕色筋络状维管束。质稍硬而脆。气香，味辛、苦。

经验鉴别

色泽青黑，三四瓣状。油室点多，外表皱缩。紧密光洁，质硬皮薄。

真伪鉴别

伪品：广柑皮，为芸香科植物甜橙的果皮，果圆球形、扁圆形或椭圆形，橙黄色至橙红色，果皮难或稍易剥离，有细皱纹及凹下的点状油室；内表面浅黄白色，粗糙，附黄白色或黄棕色筋络状维管束。质稍硬而脆。气香，味辛、苦。无入药依据。

规格分等

以片大、色鲜艳、油润、质软、香气浓者为佳。以"广陈皮"为优。

一等：剖成三至四瓣。裂瓣多向外反卷。表面橙红色或棕紫色，显皱缩，有无数大而凹入的油室。内面白色，略呈海绵状，质柔。片张较厚，断面不齐。气清香浓郁，味微辛，不甚苦。

二等：剖成三至四瓣和不规则片张，片张较薄。其余同一等。

三等：皮薄而片小。表面红色或带有青色，其余同二等。

煲制技巧

应用宜忌

宜 胸腹胀满，不思饮食，呕吐哕逆，咳嗽痰多。亦解鱼蟹毒。

忌 气虚体燥、阴虚燥咳、吐血及内有实热者慎服。

注意事项

不宜与半夏、南星同用，不宜与温热香燥药同用。

用法用量

干品可煲凉茶，煲粥。每剂 3 ~ 10 克。

煲前处理

洗净，切小。

煲制入药

煲汤 随主料一起入锅煲制。武火煲沸，文火煲制。

煲粥 先煎煮取汁，再加米煲制。

煲凉茶 随其他料煮开。

调味品食

可加冰糖、食盐调味。

煲制实例

煲汤　陈皮暖胃肉骨汤

主料：陈皮10克，排骨200克，绿豆50克。

制作：①陈皮洗净，切丝；排骨洗净切块，汆水；绿豆洗净，用温水浸泡。②砂锅置火上，倒入鸡汤，放入绿豆、排骨、陈皮及适量姜，大火煮开，转小火慢炖2小时，加食盐、撒葱花即可。

适宜人群：食欲不振、食积腹胀、消化不良者。可健脾理气，清热解郁。

煲粥　陈皮黄精粥

主料：陈皮5克，黄精5克，大米100克。

制作：①将陈皮、黄精洗净，浸泡发透后，切成细丝。②大米加水适量，加冰糖适量，大火煮沸，小火煮至粥将熟，然后撒入陈皮、黄精，略煮片刻即可。

适宜人群：消化不良、食欲不振者。可补润心肺，强壮筋骨。

煲凉茶　陈皮萝卜茶

主料：陈皮5克，萝卜籽15克。

制作：①陈皮洗净切丝，萝卜籽洗净。②两味药加水适量，武火上烧沸，文火煮25分钟，滤去萝卜籽、陈皮丝，留汁，加入适量白糖拌匀即可。

适宜人群：痰瘀型冠心病患者。可祛痰化瘀。

益智为姜科植物益智的干燥成熟果实。

【别名】

益智子、摘芋子。

【性味归经】

味辛，性温。归脾经、肾经。

【功能主治】

温脾止泻摄涎，暖肾缩尿固精。用于脾胃虚寒，呕吐，泄泻，腹中冷痛，口多唾涎，肾虚遗尿、尿频、遗精、白浊。

选购技巧

药材性状

干燥果实呈纺锤形或椭圆形，长 1.5 ~ 2 厘米，直径 1 ~ 1.2 厘米。外皮红棕色至灰棕色，有纵向断续状的隆起线 13 ~ 18 条。皮薄而稍韧，与种子紧贴。种子集结成团，分 3 瓣，中有薄膜相隔，每瓣有种子 6 ~ 11 粒。种子呈不规则扁圆形，略有钝棱，直径约 3 毫米，厚约 1.5 毫米，表面灰褐色或灰黄色；种脐位于腹面的中央，微凹陷，自种脐至背面的合点处，有一条沟状种脊；破开后里面为白色，粉性。有特殊香气，味辛、微苦。

经验鉴别

果椭圆形，两头略尖。种团三瓣，棕色质坚。

真伪鉴别

混淆品 1：山姜，为姜科植物山姜的干燥果实，呈长椭圆形，长 1 ~ 1.8 厘米，直径 0.6 ~ 1 厘米。果皮多已剥去，残存果皮表面土黄色至灰绿色。果皮光滑，薄革质，易撕裂。种子团椭圆形，分 3 室，每室含种子 3 ~ 8 粒。气弱，味淡。

混淆品 2：华山姜，为姜科植物华山姜的干燥果实，呈类圆形，长 0.8 ~ 1.0 厘米，直径 0.5 ~ 0.8 厘米，表面土黄色至黄棕色，顶端具花被残基，基部果柄长 1 ~ 2 毫米。果皮光滑，薄而脆，纸质，易撕裂。种子团类球形，分 3 室，每室含种子 1 ~ 3 粒。气弱，味辣。

规格分等

以个大、饱满、香气浓者为佳。

煲制技巧

应用宜忌

宜 脾肾受寒，腹痛吐泻；中气虚寒，食少多唾；肾气虚寒，遗精遗尿。

忌 阴虚火旺或热证尿频、遗精、多涎者忌服。

注意事项

孕妇不宜单味药大量长期服用。

用法用量

饮片可用于煲汤、煲粥、煲凉茶。每剂 3~10 克。

煲前处理

洗净即可，或以布袋包裹。

煲制入药

煲汤 随主料一起入锅煲制。武火煲沸，文火煲制。

煲粥 随主料一起入锅煲制，或打成粉在粥将煮成时加入。

煲凉茶 随主料一同加水煎煮。

调味品食

可加食盐、味精等调味。

煲制实例

煲汤 益智羊脑汤

主料：益智仁 9 克，枸杞子 12 克，羊脑 100 克。

制作：①益智仁、枸杞子洗净，用干净纱布包好；小心洗净羊脑，洗时不要碰破羊脑脑膜。②将羊脑、药包同置于砂锅中，加入料酒、盐、葱、姜、清水，大火烧开，改小火煲 1 小时。食用时，加味精调味。

适宜人群：肾虚致头晕、失眠、遗精者。可益智补脑，固肾涩精。

煲粥　茯苓益智仁粥

主料：益智仁9克，茯苓9克，糯米50克。

制作：将两味药材研为细末。糯米煮粥，调入药末，稍煮片刻，待粥稠即可。

适宜人群：小儿流涎及遗尿者。可益脾，暖肾，固气。

煲凉茶　益智金乌茶

主料：益智仁6克，金樱子6克，乌药5克。

制作：主料加水1碗，煎成半碗即成。

适宜人群：遗尿及肾虚尿多清长者。可培元补肾，散寒止尿。

第七章
种子类药材

决明子为豆科植物决明或小决明的干燥成熟种子。

【别名】

马蹄子、咖啡豆、假绿豆、草决明、青葙子、马蹄决明、羊角豆、野青豆。

【性味归经】

味甘、苦、咸，性微寒。归肝经、大肠经。

【功能主治】

清热明目，润肠通便。用于目赤涩痛，羞明多泪，头痛眩晕，目暗不明，大便秘结。

决明子

选购技巧

药材性状

干燥种子，呈菱方形，状如马蹄，一端稍尖，一端截状，长 5～8 毫米，宽 2.5～3 毫米。表面黄褐色或绿褐色，平滑光泽，两面各有一凸起的棕色棱线，棱线两侧各有一条浅色而稍凹陷的线纹，水浸时由此处胀裂。质硬不易破碎，横切面皮薄，可见灰白色至淡黄色的胚乳，子叶黄色或暗棕色，强烈折叠而皱缩。气无，味微苦，略带黏液性。

经验鉴别

短圆柱形，种脐明显。皮色褐绿，背腹条纹。

真伪鉴别

伪品：刺田菁的种子，呈短圆柱形，长 2～4 毫米，宽 1～2 毫米，整体比正品小，外表呈黄棕色至深绿褐色，表面亦光滑，但两端钝圆；种子中间有一小白点；水浸泡后无胀裂现象；闻之气微，口尝有豆腥味。

规格分等

以颗粒均匀、饱满、黄褐色者为佳。

煲制技巧

应用宜忌

宜 一般人群均可食用。

忌 脾虚便溏和血压低者慎服。

注意事项

用于通便不宜久煎。

用法用量

饮片可用于煲粥、煲凉茶。每剂 9～15 克。

煲前处理

洗净即可。

煲制入药

煲粥 先煎煮取汁，后与米煲制。

煲凉茶 随其他料煮开即可。

调味品食

可加食盐、冰糖等调味。

煲制实例

煲粥 **菊花决明子粥**

主料：菊花 10 克，决明子 10～15 克，粳米 50 克。

制作：①把决明子放入砂锅内炒至微有香气，取出，待冷后与菊花煎汁，去渣取汁。②药汁加入粳米煮粥，粥将熟时，加入适量冰糖，再煮沸，即可食。

适宜人群：高血压、高脂血症、习惯性便秘患者。可清肝明目，降压通便。

【煲凉茶】　**杞菊决明子茶**

主料：决明子20克，枸杞子10克，菊花3克。

制作：将枸杞子、菊花、决明子同时放入较大的有盖杯中，用沸水冲泡，加盖，闷15分钟后可开始饮用。

适宜人群：肝火阳亢型脑卒中后遗症患者，烦躁易怒、血压增高者。可清肝泻火，养阴明目，降压降脂。

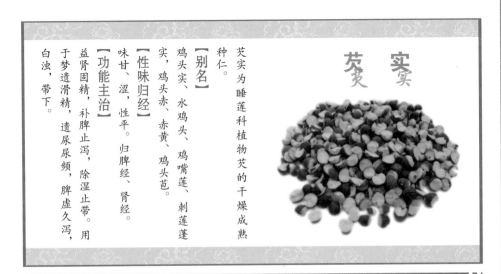

芡实为睡莲科植物芡的干燥成熟种仁。

【别名】鸡头实、水鸡头、鸡头赤、赤黄、鸡头苞实，鸡头莲、刺莲蓬。

【性味归经】味甘、涩，性平。归脾经、肾经。

【功能主治】益肾固精，补脾止泻，除湿止带。用于梦遗滑精，遗尿尿频，脾虚久泻，白浊，带下。

选购技巧

药材性状

呈类球形，多为破粒，完整者直径5~8毫米。表面有棕红色内种皮，一端黄白色，约占全体的1/3，有凹点状的种脐痕，除去内种皮显白色。质较硬，断面白色，粉性。无臭，味淡。

经验鉴别

球形壳硬，皮红肉白。断面不平，富含淀粉。

真伪鉴别

市场上有人造的假芡实，可从两方面辨别真假芡实：①肉眼观察，伪品色泽暗，粗糙不均匀，外皮没纹理，里外没色差。②开水测试，伪品在开水中浸泡会慢慢溶化且褪色，最后变成糊状；而正品在开水中浸泡体积会慢慢变大，外形不变，不褪色。

规格分等

芡实加工商品分为两类：

（1）北芡实：系用刀将种子外壳劈开，簸去外壳者，习称"刀芡"或"北芡"，其果实呈半圆形。又有白皮和红皮之分，白皮为优。

（2）圆芡：系整个芡实除去内种皮，全体呈白色，有"苏芡实"之称，又有2个品种："池芡"粒稍大，肉质较硬；"南塘芡"粒较小，质糯而佳。

两类均以颗粒完整，饱满均匀，断面色白粉性足，无碎屑、泥杂，身干不蛀者为佳。

煲制技巧

应用宜忌

宜 慢性泄泻，小便频数，梦遗滑精，妇女白带多，腰膝痹痛。

忌 便秘、尿赤患者及妇女产后不宜食用。

用法用量

饮片可煲粥、煲汤。每剂 9 ~ 15 克。

煲前处理

洗净，浸泡一段时间。

煲制入药

煲汤 随主料一起入锅煲制。武火煲沸，文火煲制。

煲粥 随主料一起入锅煲制。

调味品食

可加食盐、砂糖等调味。

煲制实例

煲汤 山药芡实老鸽汤

主料：芡实、山药、龙眼肉各15克，枸杞子6克，老鸽1只。

制作：①老鸽收拾干净；芡实、山药、枸杞子均洗净，泡发。②锅注水烧沸，将老鸽放入，煮尽血水，捞起。③砂锅注水，放入山药、芡实、枸杞子、老鸽，以大火煲沸，下入龙眼肉转小火煲 1.5 小时，加食盐调味即可。

适宜人群：肾虚尿频、遗尿者，肾虚遗精、早泄者，肺虚喘咳者，贫血者。可健脾，补肾，固精。

煲粥　芡实龙眼粥

主料：芡实、龙眼肉各 15 克，莲子 6 克，粳米 60 克。

制作：①莲子洗净去心；芡实去壳，洗净，捣碎。②粳米淘洗干净后，加入芡实、龙眼肉、莲子，加适量水煮粥，粥成后加入白糖，待其溶化后即成。

适宜人群：心脾两虚引起失眠多梦、心悸、健忘者。可补益心脾，养血安神。

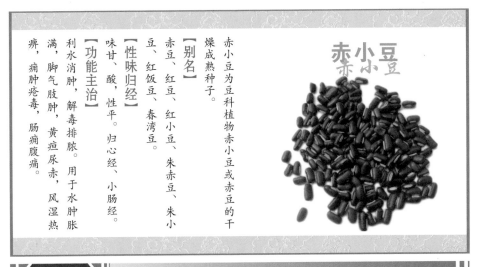

【功能主治】利水消肿，解毒排脓。用于水肿胀满，脚气肢肿，黄疸尿赤，风湿热痹，痈肿疮毒，肠痈腹痛。

【性味归经】味甘、酸，性平。归心经、小肠经。

【别名】赤豆、红豆、红小豆、朱赤豆、朱小豆、红饭豆、春湾豆。

赤小豆为豆科植物赤小豆或赤豆的干燥成熟种子。

◆选购技巧

药材性状

干燥种子略呈圆柱形而稍扁，长 5～7 毫米，直径约 3 毫米，种皮赤褐色或紫褐色，平滑，微有光泽，种脐线形，白色，约为全长的 2/3，中间凹陷成一纵沟，偏向一端，背面有一条不明显的棱脊。质坚硬，不易破碎，除去种皮，可见两瓣乳白色子叶。气微，嚼之有豆腥味。

经验鉴别

紫红长圆，种脐白色。色泽美丽，嚼之豆香。

真伪鉴别

伪品：木豆，外观呈扁球形，一端略平截，直径4～6毫米，比正品稍大，表面棕色至暗棕色，种脐位于平截一端，白色，长圆形，显著突起；虽亦质地坚硬，不易破碎，但种皮较薄，内含黄色肥厚的子叶；闻之亦气微，但口尝味淡。

规格分等

以身干、颗粒饱满、色赤发暗者为佳。

煲制技巧

应用宜忌

宜 一般人群均可食用。

忌 津液枯燥、消瘦、尿频者不宜多吃。

注意事项

豆科藤本植物相思子的种子与赤小豆同有"红豆"之称，但前者有毒，应避免误服。

用法用量

饮片可煲粥、煲汤。每剂9～30克。

煲前处理

洗净，浸泡一段时间。

煲制入药

煲汤 随主料一起入锅煲制。武火煲沸，文火煲制。

煲粥 随主料一起入锅煲制。

调味品食

可加食盐、冰糖等调味。

煲制实例

煲汤 **鲤鱼赤小豆白果汤**

主料：赤小豆30克，白果9克，鲤鱼450克。

制作：①将赤小豆、白果洗净，鲤鱼洗净。②锅置火上，加入适量清水、放入赤小豆、白果、鲤鱼，用文火煮至熟烂，调入食盐即可。

适宜人群：孕妇水肿，产妇乳汁不足，大腹水肿、脚气病患者。可健脾祛湿，消肿解毒。

煲粥 **赤小豆冬瓜粥**

主料：赤小豆30克，冬瓜60克，大米50克。

制作：①将赤小豆用清水泡软；冬瓜洗净，切成小块；大米淘洗干净，备用。②锅加水适量，放入赤小豆、大米煮粥，五成熟时加入冬瓜块，再煮至粥熟即成。

适宜人群：夏季酷暑热盛小便不利者。可清热解毒，利水消肿。

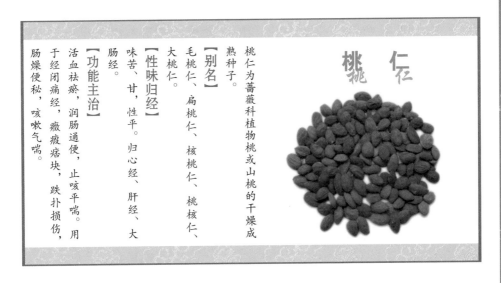

桃仁为蔷薇科植物桃或山桃的干燥成熟种子。

【别名】

毛桃仁、扁桃仁、核桃仁、桃核仁、大桃仁。

【性味归经】

味苦、甘，性平。归心经、肝经、大肠经。

【功能主治】

活血祛瘀，润肠通便，止咳平喘。用于经闭痛经，癥瘕痞块，跌扑损伤，肠燥便秘，咳嗽气喘。

选购技巧

药材性状

干燥种子呈扁平长卵形，长 1～1.6 厘米，宽 0.8～1 厘米，外表红棕色或黄棕色，有纵皱。先端尖，中间膨大，基部钝圆而扁斜，自底部散出多数脉纹，脐点位于上部边缘，深褐色，棱线状微突起。种皮菲薄，质脆；种仁乳白色，富含油脂，两子叶之结合面有空隙。气微弱，味微苦。

经验鉴别

长扁卵形，皮薄纹显。种仁白色，质细油性。

真伪鉴别

杏仁、桃仁两者在形态、颜色上相似，但作用不同。简易鉴别法：杏仁表面黄棕色，味苦，具特异杏仁气味，个儿较小；桃仁表面红棕色，味微苦，不具特异杏仁气味。

规格分等

以颗粒均匀、饱满、整齐、不破碎者为佳。

煲制技巧

应用宜忌

宜 痛经，闭经，腹部肿块，跌打损伤，肺痈，肠燥便秘。

忌 无瘀滞者禁用。孕妇慎用。

注意事项

过量食用可引起中毒。

用法用量

饮片可用于煲粥、煲凉茶。每剂 5～10 克。

煲前处理

洗净即可。

煲制入药

煲粥 捣烂成泥再加入煲制。

煲凉茶 随其他料一起冲泡。

调味品食

可加食盐调味。

煲制实例

煲粥 桃仁粥

主料：桃仁 10 克，粳米 100 克。

制作：把桃仁捣烂成泥，粳米淘洗干净，一同放入锅内，加水适量。先用武火煮沸，再用文火熬 20～30 分钟，以粳米熟烂为度，加少许油和食盐调味即可。

适宜人群：老年人高血压、冠心病、心绞痛患者。可活血通络，祛瘀止痛。

煲凉茶 桃仁山楂茶

主料：桃仁 10 克，山楂 12 克，陈皮 6 克。

制作：将上三味中药一起放入茶杯中，用沸水冲泡后代茶饮用。

适宜人群：冠心病、高脂血症患者。可活血化瘀，行气消滞。

莱菔子

莱菔子为十字花科植物莱菔的干燥成熟种子。

【别名】

萝卜、芦菔、荠根、罗菔、紫菘、温菘、楚菘、土酥、莱菔菜。

【性味归经】

味辛、甘，性平。归肺经、脾经、胃经。

【功能主治】

消食除胀，降气化痰。用于胸腹胀满，气滞作痛，下利后重，痰喘咳嗽。

药材性状

干燥种子呈椭圆形或近卵圆形而稍扁，长约 3 毫米，宽 2.5 毫米。表面红棕色，一侧有数条纵沟，一端有种脐，呈褐色圆点状突起。用放大镜观察，全体均有致密的网纹。质硬，破开后可见黄白色或黄色的种仁，有油性。

经验鉴别

卵圆稍扁，表皮紫褐。种仁淡黄，富含油性。

真伪鉴别

伪品：菟丝子，外观呈类椭圆球形。直径 0.1 ~ 0.15cm。表面灰棕色或黄棕色，粗糙，布满白霜状的细颗粒。上端渐窄，微向腹面弯曲，呈不明显喙状。质坚实，用手捏不易捏碎，无油性。闻之无气味，口尝味淡。

规格分等

以粒大、饱满、油性大者为佳。

应用宜忌

宜 食积气滞，咳喘痰多，胸闷食少，气胀气膨。

忌 气虚者不宜食用，无食积痰滞及中气虚弱者慎服。

注意事项

不宜与人参同用。

用法用量

饮片可用于煲粥。每剂 5 ~ 12 克。

煲前处理

洗净，磨成粉。

煲制入药

煲粥 随主料一起煲开。或者先煎煮取汁，再加粳米煲制。

煲凉茶 用开水浸泡即可。

调味品食

可加食盐调味。

煲制实例

煲粥 | **莱菔子粥**

主料：莱菔子10克，粳米50克。

制作：先把莱菔子炒至香熟，然后研成细末；把大米淘洗后，如常法煮粥，待粥将煮成时调入炒莱菔子末，稍煮即可。

适宜人群：小儿伤食、腹胀、急慢性气管炎、咳嗽多痰者。可行气，消积。

煲凉茶 | **大黄莱菔子茶**

主料：莱菔子10克，大黄、木香各6克。

制作：取上三味药材捣碎，共置保温瓶中，冲入沸水300毫升泡闷15分钟，分2～3次温饮。

适宜人群：蛔虫性或粘连性肠梗阻、顽固性便秘患者。可消滞，除胀，通结。

莲子

【别名】
藕实、水芝丹、莲蓬子、莲肉。

【性味归经】
味甘、涩，性平。归心经、脾经、肾经。

【功能主治】
补脾止泻，止带，益肾涩精，养心安神。用于脾虚久泻，遗精带下，心悸失眠。

莲子为睡莲科植物莲的干燥成熟种子。除去莲子心者称莲肉。

药材性状

略呈椭圆形或类球形，长 1.2 ~ 1.8 厘米，直径 0.8 ~ 1.4 厘米。表面浅黄棕色至红棕色，有细纵纹和较宽的脉纹。一端中心呈乳头状突起，深棕色，多有裂口，其周边略下陷。质硬，种皮薄，不易剥离。子叶 2，黄白色，肥厚，中有空隙，具绿色莲子心。无臭，味甘、微涩，莲子心味苦。

经验鉴别

皮薄红白，子叶二瓣。通称种仁，肥厚质坚。

真伪鉴别

混淆品：石莲子，呈卵圆形或椭圆形，两端微尖。长 1.5 ~ 2 厘米，直径 0.8 ~ 1.3 厘米。表面灰褐色，质坚硬，难破开。除去坚硬的果皮，可见 1 粒种子，种子表面红棕色，种皮菲薄，紧贴肥厚的子叶，中央空腔有绿色的胚和幼叶。气微，味淡、微涩。

劣质品：增白莲子，表面颜色比较白，气味特殊。

规格分等

以个大饱满、无抽皱、无破碎、色棕黄、质坚实者为佳。

煲制技巧

应用宜忌

宜 失眠，腹泻，脾肾亏虚。

忌 大便干结、腹部胀满者忌食。

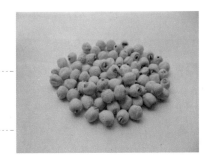

去心莲子

注意事项

变黄发霉的莲子不要食用。

用法用量

饮片可用来煲粥、煲汤。每剂 6 ~ 15 克。

煲前处理

洗净，浸泡一段时间。

煲制入药

煲汤 随主料一起入锅煲制。武火煲沸，文火煲制。

煲粥 去心，随主料煲开。

调味品食

可加白糖、食盐、红糖等调味。

煲制实例

煲汤 莲子猪心汤

主料：莲子50克，大枣10克，龙眼肉10克，猪心100克。

制作：①将猪心洗净，除去血管内的积血，切成小块；莲子去心，大枣、龙眼肉洗净。②锅里放植物油烧热，葱姜爆香，加酱油、食盐及清水，放入猪心、莲子、龙眼肉、大枣，武火烧沸，文火煮至莲子酥软，加入食盐调味即可。

适宜人群：工作压力过大等导致虚烦心悸、睡眠不安、健忘者。可补益心脾，养血安神。

煲粥　茯苓莲子粥

主料：莲子30克，茯苓30克，大枣（鲜）20克，粳米100克。

制作：先将大枣、莲子文火煮烂，连汤放入粳米粥内，加茯苓（晒干磨成粉）再煮沸即成。

适宜人群：脾胃虚弱、腹泻、烦躁、失眠者。可健脾祛湿，益气补血。

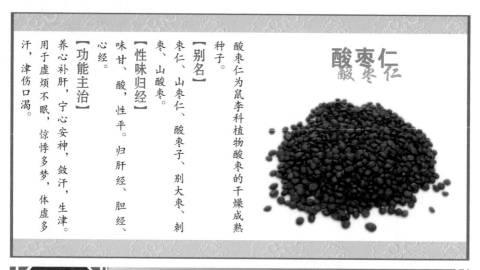

酸枣仁

酸枣仁为鼠李科植物酸枣的干燥成熟种子。

【别名】
枣仁、山枣仁、酸枣子、别大枣、刺枣、山酸枣。

【性味归经】
味甘、酸，性平。归肝经、胆经、心经。

【功能主治】
养心补肝，宁心安神，敛汗，生津。用于虚烦不眠，惊悸多梦，体虚多汗，津伤口渴。

选购技巧

药材性状

种子扁圆形或扁椭圆形，长5～9毫米，宽5～7毫米，厚约3毫米。表面紫红色或紫褐色，平滑有光泽，有的具纵裂纹。一面较平坦，中间有1条隆起的纵线纹，另一面稍凸起。一端凹陷，可见线形种脐；另端有细小凸起的合点。种皮较脆，胚乳白色，子叶2，浅黄色，富油性。气微，味淡。

经验鉴别

枣仁扁圆，棕色有光。种仁两瓣，油润饱满。

真伪鉴别

混淆品1：滇刺枣仁，又叫滇枣仁，为鼠李科植物滇刺枣的种子。呈扁圆形或略呈扁心形，与正品很像，种皮颜色比正品浅，为黄棕色至棕色，表面有光泽且可见斑点。

混淆品 2：南酸枣，又叫广枣，为漆树科植物南酸枣的果实，其种子狭长，种皮棕色，种仁黄白色，内富含油质。南酸枣与正品之酸枣完全不同，仅因其核果形似枣、味道酸而有"酸枣"之名。

规格分等

以粒大、饱满、有光泽、外皮红棕色、种仁色黄白者为佳。

一等：呈扁圆形或扁椭圆形，饱满。表面深红色或紫褐色，有光泽。断面内仁浅黄色，有油性。味甘淡。核壳不超过 2%，碎仁不超过 5%。无黑仁、杂质、虫蛀、霉变。

二等：呈扁圆形或扁椭圆形，较瘪瘦。表面深红色或棕黄色、断面内仁浅黄色，有油性。味甘淡。核壳不超过 5%，碎仁不超过 10%。无黑仁、杂质、虫蛀、霉变。

煲制技巧

应用宜忌

宜 虚烦不眠，惊悸怔忡，烦渴，虚汗。

忌 有实邪热者，大便溏泻、滑精者及孕妇不宜用。

注意事项

不宜过量服用。

用法用量

饮片可用于煲汤、煲粥。每剂 9~15 克。

煲前处理

洗净即可。

煲制入药

煲汤 随主料一起入锅煲制。武火煲沸，文火煲制。

煲粥 随其他料先煎煮取汁再煲粥。

调味品食

可加食盐调味。

煲制实例

煲汤　酸枣仁老鸡汤

主料：酸枣仁 15 克，龙眼肉 15 克，大枣 10 克，老鸡 1 只。

制作：①酸枣仁、龙眼肉洗净。②老鸡处理洗净，切大块，放入沸水中焯熟，盛出沥水。③瓦煲内加入 2000 毫升清水，煮沸后加入酸枣仁、龙眼肉、大枣、老鸡。④武火煲沸后，改用文火煲 3 小时，加食盐调味即可。

适宜人群：心血不足引起心悸、失眠者。可补血养心，解忧安神。

煲粥　酸枣仁粥

主料：酸枣仁 10 克，生地黄 15 克，粳米 100 克。

制作：①酸枣仁、生地黄放入锅内，加适量清水，煎煮 20 分钟，滤去药渣，保留药汁。②粳米淘洗干净，放入锅内，与药汁一起用大火煮 20 分钟，再转用小火煮至粥稠即可。

适宜人群：心阴不足、心烦发热、心悸失眠患者。可滋养安神，养阴清心。

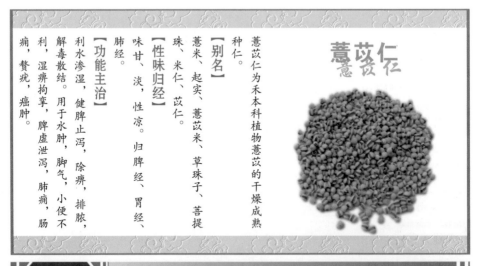

薏苡仁
薏苡仁

【别名】
薏米、起实、薏苡米、草珠子、菩提珠、米仁、苡仁。

薏苡仁为禾本科植物薏苡的干燥成熟种仁。

【性味归经】
味甘、淡，性凉。归脾经、胃经、肺经。

【功能主治】
利水渗湿，健脾止泻，除痹，排脓，解毒散结。用于水肿，脚气，小便不利，湿痹拘挛，脾虚泄泻，肺痈，肠痈，赘疣，癌肿。

选购技巧

药材性状

　　呈宽卵形或长椭圆形，长 4～8 毫米，宽 3～6 毫米。表面乳白色，光滑，偶有残存的黄褐色种皮。一端钝圆，另端较宽而微凹，有一淡棕色点状种脐。

背面圆凸，腹面有 1 条较宽而深的纵沟。质坚实，断面白色，粉性。气微，味微甜。

经验鉴别

乳白椭圆，背凸腹凹。肉厚坚白，种皮难脱。

真伪鉴别

伪品：白高粱，近扁圆形或长圆形，两侧略隆起，长 0.3～0.6 厘米，直径约 0.3 厘米，表面乳白色或灰白色，一侧具浅凹痕，约为直径的 1/2，断面为类白色，略具粉性；闻之亦气微，但口尝味微涩、略甜。

规格分等

不分等级，以粒大、色白、质似糯米、饱满者为佳。以产于河北、福建者为优。

煲制技巧

应用宜忌

宜 脾胃虚弱，便溏腹泻，小便不利，手足拘挛、酸楚疼痛，肺痈，带下，消化道癌，子宫颈癌。

忌 津液不足、脾虚无湿、滑精、小便多、大便燥结者不宜用。孕妇慎用。

注意事项

虚寒体质者不适宜长期服用。

用法用量

饮片可用于煲汤、煲粥。每剂 9～30 克。

煲前处理

洗净，浸泡一段时间。

煲制入药

煲汤 随主料一起入锅煲制。武火煲沸，文火煲制。

煲粥 随主料一起入锅煲制。

调味品食

可加食盐、冰糖、红糖等调味。

煲制实例

煲汤 茯苓薏苡仁瘦肉汤

主料：薏苡仁30克，茯苓15克，猪瘦肉200克。

制作：①薏苡仁、茯苓洗净，浸泡片刻，备用。②猪瘦肉洗净后切块，与其他材料一起放入锅中，加入1500毫升清水，大火烧开后转小火煲1小时，最后加食盐调味即可。

适宜人群：舌淡苔白、大便黏稠者。可清热利水，健脾祛湿。

煲粥 薏苡仁山药粥

主料：薏苡仁、山药各30克，大枣15克，小米100克。

制作：薏苡仁、大枣洗净，浸泡片刻，与小米同煮，煮烂后加入山药再煮成粥，加白糖少许即成。

适宜人群：脾胃两虚而颜面多皱者，脾胃功能较差者。可健脾和胃，益气润肤，清利湿热。

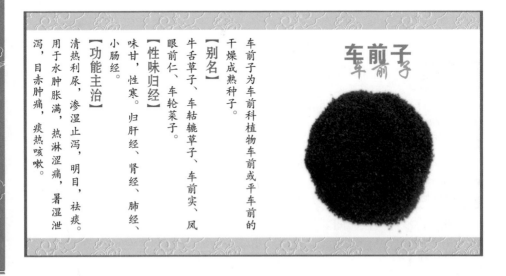

车前子

【别名】牛舌草子、车轱辘草子、车前实、凤眼前仁、车轮菜子。

车前子为车前科植物车前或平车前的干燥成熟种子。

【性味归经】味甘，性寒。归肝经、肾经、肺经、小肠经。

【功能主治】清热利尿，渗湿止泻，明目，祛痰。用于水肿胀满，热淋涩痛，暑湿泄泻，目赤肿痛，痰热咳嗽。

选购技巧

药材性状

呈椭圆形、不规则长圆形或三角状长圆形，略扁，长约2毫米，宽约1毫米。表面黄棕色至黑褐色，有细皱纹，一面有灰白色凹点状种脐，质硬。气微，味淡。

经验鉴别

子小扁圆，一面凸起。断面灰白，种脐显明。

真伪鉴别

伪品1：党参种子，呈卵状椭圆形，长1~1.5毫米，宽约0.7毫米，比正品稍小，表面为黄棕色至棕褐色，无细密网纹；气微，味略苦，无黏液。

伪品2：茺蔚子，呈三棱形，长2~3毫米，宽约1.5毫米。表面灰棕色至灰棕色，有深色斑点。无臭，味苦。

伪品3：小车前子，呈卵状椭圆形，长约3毫米，宽约1.5毫米。多数种子背腹面中心外侧包被灰棕色膜质黏液层。气微，味稍咸。

规格分等

以粒大、色黑、饱满者为佳。

煲制技巧

应用宜忌

宜 水肿胀满，热淋涩痛，暑湿泄泻，目赤肿痛，痰热咳嗽。

忌 无湿热、肾虚滑精者忌服。孕妇慎用。

注意事项

布包入煎剂。

用法用量

鲜品、饮片可用于煲粥、煲凉茶。每剂9~15克。

煲前处理

洗净，纱布袋包好，备用。

煲制入药

煲粥 先煎煮取汁，后加米煲制。

煲凉茶 随主料一起入锅煲制。

调味品食

可加白糖调味。

煲制实例

煲粥 车前子粥

主料：车前子15克，赤小豆30克，粳米50克。

制作：①车前子用纱布包好后煎汁，入锅，加适量清水煎取汁液。②车前子汁中放入赤小豆煮至半烂，再放入粳米，煮至熟烂时加冰糖调味即可。

适宜人群：下肢或全身水肿、拉肚子、小便不利者。可健脾利水。

煲凉茶 车前薏仁茶

主料：炒车前子、炒薏苡仁各9克，红茶1克。

制作：将上述材料加水1汤碗，煎至半碗，去渣滤汁，加入少许葡萄糖或白糖调味即可。

适宜人群：小儿泄泻、水泻者。可健脾化湿，止泻。

龙眼肉

龙眼肉为无患子科植物龙眼的假种皮。

【别名】

益智、比目、蜜脾、荔奴、圆眼、桂圆、龙眼干。

【性味归经】

味甘，性温。归心经、脾经。

【功能主治】

补益心脾，养血安神。用于气血不足，心悸怔忡，健忘失眠，血虚萎黄。

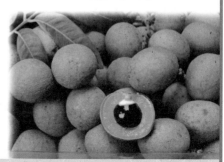

选购技巧

药材性状

呈纵向破裂的不规则薄片，常数片黏结。长约1.5厘米，宽2~4厘米，厚约0.1厘米。棕褐色，半透明。外表面皱缩不平，内表面光亮而有细纵皱纹。质柔润。气微香，味甜。

经验鉴别

片黏为团，皱缩不平。棕褐柔润，呈半透明。

真伪鉴别

掺伪品1：掺红糖品，有蜜饯外感，肉厚明显增加至1.5毫米左右，常数片黏结在一起，大小不一。掰开可发现包裹有糖质，气微香，黏手，易吸潮。

掺伪品2：掺果酱品，形状、大小类似正品，呈黄色至棕褐色，有粒状物混杂其间，肉皮吸附有杂物，光泽度差。掰开可发现有果酱在肉心中。味甜，气味香，黏手，有湿润感，易吸潮。

掺伪品3：经染色的葡萄干、樱桃干等，形状、大小不似龙眼肉，呈黄色至棕褐色。常数片黏结成块，有人为加工的痕迹，呈不规则薄片，表面皱纹不平。糖味重，气微香。

规格分等

以片大、肉厚、质细软、色棕黄、半透明、味浓甜者为佳。

煲制技巧

应用宜忌

宜 气血不足，妇女经期及产后，脑力衰退，体弱。

忌 内有痰火及湿滞中满停饮、大便溏泄、消化不良、舌苔厚腻者忌服。孕妇慎用。

注意事项

一次不宜大量食用。

用法用量

饮片可用于煲粥、煲汤。每剂 9 ~ 15 克，大剂量 30 ~ 60 克。

煲前处理

洗净即可。

龙眼肉

煲制入药

煲汤 随主料一起入锅煲制。武火煲沸，文火煲制。

煲粥 随主料一起入锅煲制。

调味品食

可加入食盐、白糖等调味。

煲制实例

煲汤 龙眼肉煲猪心汤

主料：龙眼肉 40 克，猪心 500 克。

制作：①猪心剖开，剔去脂肪筋膜；龙眼肉用清水洗净。②将猪心、龙眼肉放入已经煲滚了的水中。③用慢火煲 3 小时，加入少许食盐调味即可食用。

适宜人群：失眠、夜睡不宁、精神疲乏、食欲不振、健忘者。可健脾开胃，养血补心，宁神益智。

煲粥 **茯苓龙眼肉粥**

主料：龙眼肉 50 克，茯苓 30 克，粳米 100 克。

制作：①粳米淘洗干净，龙眼肉洗净。②砂锅置火上，加入适量清水、粳米，再加入龙眼肉、茯苓（研为末），共煮成粥，调入白糖即成。

适宜人群：更年期出现心悸、失眠、健忘、贫血者。可益心脾，安心神。

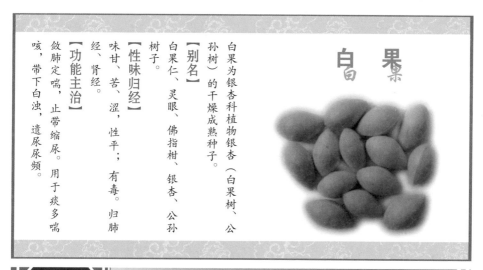

白果为银杏科植物银杏（白果树、公孙树）的干燥成熟种子。

【别名】
白果仁、灵眼、佛指柑、银杏、公孙树子。

【性味归经】
味甘、苦、涩，性平；有毒。归肺经、肾经。

【功能主治】
敛肺定喘，止带缩尿。用于痰多喘咳，带下白浊，遗尿尿频。

白 果

选购技巧

药材性状

略呈椭圆形，一端稍尖，另端钝，长 1.5～2.5 厘米，宽 1～2 厘米，厚约 1 厘米。表面黄白色或淡棕黄色，平滑，具 2～3 条棱线。中种皮（壳）骨质，坚硬。内种皮膜质，种仁宽卵球形或椭圆形，一端淡棕色，另一端金黄色，横断面外层黄色，胶质样，内层淡黄色或淡绿色，粉性，中间有空隙。无臭，味甘、微苦。

经验鉴别

种壳坚硬，体园扁平。粒大色白，内仁顶凹。

真伪鉴别

以核壳色泽、干湿度及有无僵粒、风落果、裂果等判断优劣，以无霉味、摇动无响者为佳。如果壳色泛糙米色，或用手摇之有声，则往往是陈货。

规格分等

鲜品，用手摇之，无声音的果仁饱满。干品以身干、粒大、色白、肥壮充实者为佳。

煲制技巧

应用宜忌

宜 脑血栓，老年痴呆，高血压，高血脂，冠心病，动脉硬化，脑功能减退。

忌 咳嗽痰稠者慎用。

注意事项

大量服用（尤其是生用）易引起中毒。

用法用量

饮片可用于煲汤、煲粥。每剂 5 ~ 10 克。

煲前处理

洗净，泡软，剥壳。

煲制入药

煲汤 随主料一起入锅煲制。武火煲沸，文火煲制。

煲粥 随主料一起入锅煲制。

调味品食

可加食盐、冰糖等调味。

煲制实例

煲汤 **白果鲫鱼汤**

主料：白果9克，鲫鱼400克，银耳适量。

制作：①鲫鱼去鳞，去内脏，洗净；白果洗净去心，入沸水氽烫捞出；银耳水泡20分钟，洗净，撕成小朵。②锅置火上，油烧至四成热，下入鲫鱼略煎。③加水煮开，放入白果、银耳及适量生姜，小火慢炖。④调入食盐调味，再炖 2 ~ 3 分钟即可。

适宜人群：肺病之食欲不振者。可滋阴养胃，敛肺定喘。

煲粥　参芡实白果粥

主料：白果 9 克，芡实 15 克，小米 30 克。

制作：①白果去壳去衣，洗净；小米淘洗干净。②将小米倒入锅中并加入适量水，将白果、芡实倒入锅中，煮至小米粥浓稠，加入适量冰糖即可。

适宜人群：肾虚遗精、小便失禁、久泻者。可健脾补肾，固涩敛精。

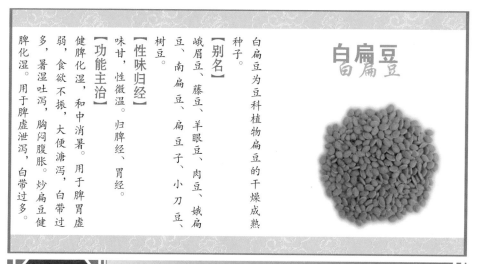

白扁豆

白扁豆为豆科植物扁豆的干燥成熟种子。

【别名】

峨眉豆、藤豆、羊眼豆、肉豆、南扁豆、扁豆子、小刀豆、娥扁豆、树豆。

【性味归经】

味甘，性微温。归脾经、胃经。

【功能主治】

健脾化湿，和中消暑。用于脾胃虚弱，食欲不振，大便溏泻，胸闷腹胀，多，暑湿吐泻，白带过多。炒扁豆健脾化湿。用于脾虚泄泻，白带过多。

选购技巧

药材性状

呈扁椭圆形或扁卵圆形，长 8 ~ 13 毫米，宽 6 ~ 9 毫米，厚约 7 毫米。表面淡黄白色或淡黄色，平滑，略有光泽，一侧边缘有隆起的白色眉状种阜。质坚硬。种皮薄而脆，子叶 2，肥厚，黄白色。气微，味淡，嚼之有豆腥气。

经验鉴别

体扁肾形，脐部明显。基部膨大，皮有条纹。

真伪鉴别

伪品：进口扁豆，为从缅甸进口品。与正品极其相似，但伪品个体较大、扁薄，长 10 ~ 15 毫米，宽 7 ~ 10 毫米，厚 4 ~ 5 毫米，圆弧形处有一小凸起。

规格分等

以粒大、饱满、色白者为佳。

煲制技巧

应用宜忌

宜 食欲不振，大便溏泻。

忌 寒热病患者禁用。

注意事项

白扁豆含有凝集素，有一定的毒性，加热处理可以使其失去毒性，所以食用时一定要煮熟、蒸透。

用法用量

饮片可用于煲汤、煲粥。每剂9～15克。

煲前处理

洗净，浸泡一段时间。

煲制入药

煲汤 随主料一起入锅煲制。武火煲沸，文火煲制。

煲粥 直接与粳米同煮，至白扁豆煮烂。或先煎煮取汁，再加粳米煲制。

调味品食

可加食盐、冰糖、红糖等调味。

煲制实例

煲汤 白扁豆瘦肉汤

主料：白扁豆15克，猪瘦肉50克。

制作：①猪瘦肉洗净切成小块，白扁豆洗净。②锅内放入猪瘦肉、白扁豆及适量清水，用大火煮沸，改用小火炖1个小时。③待肉烂豆熟后，加入适量食盐即可。

适宜人群：小儿脾虚泄泻、消化不良、暑湿泻下者。可健脾化湿。

煲粥 **二豆粥**

主料：白扁豆 15 克，绿豆 30 克，粳米 50 克。

制作：先将白扁豆、绿豆放入砂锅中，加清水适量，煎煮至二豆开花，再下粳米，煮至米烂汤稠即得。

适宜人群：暑湿伤中者，症见烦热口渴、咽干口苦、脘痞纳呆、恶心欲吐、大便失调、小便短黄等。可消暑清热，益气除湿。

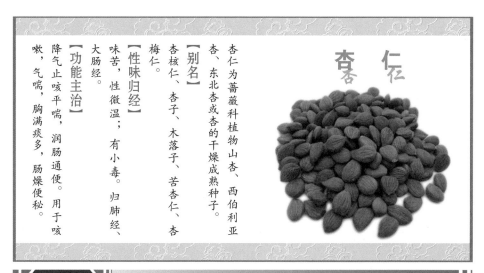

【别名】

杏仁为蔷薇科植物山杏、西伯利亚杏、东北杏或杏的干燥成熟种子。

杏核仁、杏子、木落子、苦杏仁、杏梅仁。

【性味归经】

味苦，性微温；有小毒。归肺经、大肠经。

【功能主治】

降气止咳平喘，润肠通便。用于咳嗽，气喘，胸满痰多，肠燥便秘。

选购技巧

药材性状

干燥种子呈心脏形，略扁，长 1～1.5 厘米，宽约 1 厘米，顶端渐尖，基部钝圆，左右不对称。种皮红棕色或暗棕色，自基部向上端散出褐色条纹，表面有细微纵皱；尖端有不明显的珠孔，其下方侧面脊棱上，有一浅色棱线状的种脐，合点位于底端凹入部，自合点至种脐，有一颜色较深的纵线，是为种脊，种皮菲薄，内有乳白色肥润的子叶两片，富于油质，接合面中间常有空隙，胚根位于其尖端。味苦，有特殊的杏仁味。

经验鉴别

扁心脏形，顶尖基部圆。肉质肥厚，左右不对称。

真伪鉴别

伪品：桃仁，呈扁长卵形，表面黄棕色至红棕色，密布颗粒状突起。一端尖，另端钝圆稍偏斜，中部膨大，边缘较薄。尖端一侧有短线形种脐，圆端有不甚明显的合点，自合点处散出多数纵向维管束。种皮薄，子叶 2 片，类白色，富油性。气微，味微苦。

规格分等

以颗粒均匀、饱满肥厚、味苦、不发油者为佳。

煲制技巧

应用宜忌

宜 咳嗽气喘，胸满痰多，血虚津枯，肠燥便秘。

忌 阴虚咳嗽及大便溏泄者忌服。

注意事项

内服不宜过量，以免中毒。

用法用量

饮片可用于煲粥。每剂 5~10 克。

煲前处理

煲粥 洗净，去衣。或碾成泥状。

煲制入药

煲粥 随主料一起入锅煲制。武火煲沸，文火煲制。

调味品食

可加食盐、糖、蜂蜜等调味。

煲制实例

煲粥 杏仁川贝粥

主料：杏仁 10 克，川贝母 6 克，粳米 100 克。

制作：①杏仁去尖去皮，烫透，川贝母洗净。粳米用冷水浸泡半小时，捞出。②锅中加1000毫升冷水，将粳米、杏仁、川贝母放入，大火烧沸，改小火熬煮，粥将成时下入冰糖，稍焖片刻即可。

适宜人群：咳嗽、喘满、喉痹、肠燥便秘者，对阴虚火旺的小孩亦有益。可养阴清肺，止咳化痰。

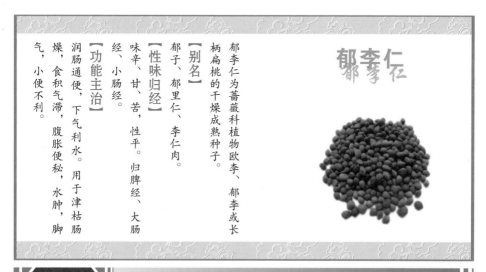

郁李仁

郁李仁为蔷薇科植物欧李、郁李或长柄扁桃的干燥成熟种子。

【别名】
郁子、郁里仁、李仁肉。

【性味归经】
味辛、甘、苦，性平。归脾经、大肠经、小肠经。

【功能主治】
润肠通便，下气利水。用于津枯肠燥，食积气滞，腹胀便秘，水肿，脚气，小便不利。

第七章　种子类药材

选购技巧

药材性状

干燥的成熟种子，略呈长卵形，长5～7毫米，中部直径3～5毫米。表面黄白色、黄棕色或深棕色，由基部向上，具纵向脉纹。顶端锐尖，基部钝曲，中间有圆脐。种皮薄，易剥落，种仁两瓣，白色，带油性。气微，味微苦。

经验鉴别

种子长卵形，先端尖基部圆。圆端有合点，维管束向上散。

真伪鉴别

伪品：蔷薇科李的种仁，呈卵圆形，长4～6毫米，中部直径2～3毫米。外皮灰黄色或黄棕色，上端尖，基部圆，表面微有细皱纹或无皱纹，有油香气，味似苦杏仁味。

规格分等

以颗粒饱满、淡黄白色、整齐不碎、不出油、无核壳者为佳。

《煲制技巧》

应用宜忌

宜 津枯肠燥，食积气滞，腹胀便秘，水肿，脚气，小便不利。

忌 阴虚液亏者及孕妇慎服。

注意事项

过量服用可致中毒。其泻下作用比火麻仁略强。

用法用量

饮片可用于煲粥。每剂6～10克。

煲前处理

洗净，捣烂加水碾磨取药汁。

煲制入药

煲粥 用药汁与米一起煲制。或先煎煮取汁再与米煲制。

调味品食

可加蜂蜜调味。

煲制实例

煲粥 三仁粥

主料：桃仁6克，郁李仁3克，海松子10克。

制作：将上述药材混合后共同捣烂，和水滤取其汁，加粳米末少量，同煮作粥。

适宜人群：脾肺燥涩、大便秘结的老人、虚人。

第八章
叶类药材

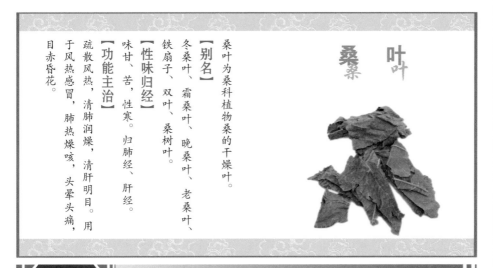

桑 叶

桑叶为桑科植物桑的干燥叶。

【别名】

冬桑叶、霜桑叶、晚桑叶、老桑叶、铁扇子、双叶、桑树叶。

【性味归经】

味甘、苦，性寒。归肺经、肝经。

【功能主治】

疏散风热，清肺润燥，清肝明目。用于风热感冒，肺热燥咳，头晕头痛，目赤昏花。

药材性状

干燥叶片多卷缩、破碎，完整者呈卵形或宽卵形，长 8～13 厘米，宽 7～11 厘米。先端尖，边缘有锯齿，有时不规则分裂，基部截形、圆形或心形。上面黄绿色，略有光泽，沿叶脉处有细小茸毛；下面色稍浅，叶脉突起，小脉交织成网状，密生细毛。质脆易碎。气微，味淡、微苦涩。

经验鉴别

叶皱质脆，表面黄绿。脉突网状，气微味苦。

真伪鉴别

夏、秋季采摘之绿桑叶，外观色绿而整齐，但采收时间不合时，不宜药用。

同属替代品：鸡桑，具细长 2 裂的花柱；蒙桑，叶缘锯齿常具刺毛；华桑，叶缘具钝圆锯齿，幼叶两面密生细毛。

规格分等

以叶片完整、大而厚、色黄绿、质脆、无杂质者为佳。

煲制技巧

应用宜忌

宜 高血脂，高血糖，脂肪肝，冠心病，高血压，甲、乙型肝炎。

忌 胃肠虚寒、阳虚体质者慎用。风寒感冒、流清涕、咳嗽痰稀白者不宜服用。

注意事项

桑叶药性偏寒，应避免与同样寒凉的药材过多食用。

用法用量

鲜品、饮片可用于煲汤、煲粥、煲凉茶。每剂 5 ~ 10 克。

煲前处理

洗净即可。

煲制入药

煲汤 随主料一起入锅煲制。武火煲沸，文火煲制。

煲粥 随其他料先煎煮取汁再煲制。

煲凉茶 随其他料一起煲制，煮开。

调味品食

煲粥、煲汤可加食盐调味，煲凉茶可加冰糖调味。

煲制实例

煲汤 桑叶猪肝汤

主料：桑叶 15 克，猪肝 100 克。

制法：①桑叶洗净，浸泡 15 分钟；猪肝洗净，切片。②把桑叶和适量生姜放进瓦煲内，加入清水 500 毫升，先用武火煲至沸腾片刻，改用文火煲约 20 分钟，加入猪肝，滚至猪肝熟，用食盐调味即可。

适宜人群：肝热、头目疼痛、眼结膜炎患者。特别适合夏日护肝养肝，对于高血压患者亦有保健作用。可疏风清热，养肝明目。

煲粥 桑叶荷叶粥

主料：鲜桑叶 100 克，鲜荷叶 1 张，粳米 100 克。

制作：将桑叶、荷叶洗净，先煎，去渣，取上清汁，加入粳米，用文火煮成稀粥，熟时调入白糖即可。

适宜人群：风热感冒、肺热燥咳、头痛头晕、目赤昏花者。可疏散风热，清肺润燥，清肝明目。

煲凉茶 桑叶菊花茶

主料：桑叶 10 克，菊花 30 克。

制作：将桑叶、菊花洗净，加水煎煮，滤取药汁饮用。

适宜人群：风热型上呼吸道感染、发热、微恶风寒、头痛鼻塞或目赤肿痛、咳嗽口渴者。可疏散风热。

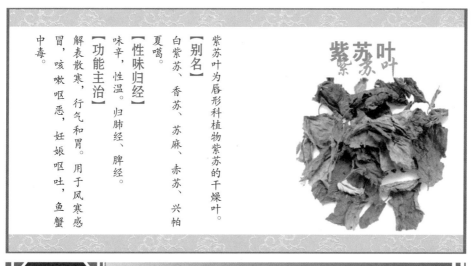

【别名】

白紫苏、香苏、苏麻、赤苏、兴帕夏嘎。

【性味归经】

味辛，性温。归肺经、脾经。

【功能主治】

解表散寒，行气和胃。用于风寒感冒，咳嗽呕恶，妊娠呕吐，鱼蟹中毒。

紫苏叶为唇形科植物紫苏的干燥叶。

选购技巧

药材性状

叶片多皱缩卷曲、碎破，完整者展平后呈卵圆形，长 4 ~ 11 厘米，宽

2.5~9厘米。先端长尖或急尖，基部圆形或宽楔形，边缘具圆锯齿。两面紫色或上表面绿色，下表面紫色，疏生灰白色毛，下表面有多数凹点状的腺鳞。叶柄长2~7厘米，紫色或紫绿色。质脆。带嫩枝者，枝的直径2~5毫米，紫绿色，断面中部有髓。气清香，味微辛。

经验鉴别

叶椭圆形，紫色皱缩。柄长有毛，柔闻清香。

真伪鉴别

混淆品：白苏叶，为唇形科植物白苏的叶片，绿色，体型比较细长，顶端有叶尖存在。而正品完全为紫色，外形接近于圆形，比较短粗，顶端的叶尖不明显。

规格分等

以叶完整、色紫、香气浓者为佳。

煲制技巧

应用宜忌

宜 风寒感冒，恶寒发热，咳嗽，气喘，胸腹胀满，胎动不安。

忌 气虚、阴虚及温病患者慎服。

注意事项

不宜久煎。

用法用量

干品、饮片可用于煲汤、煲粥。每剂5~10克。

煲前处理

洗净即可。

煲制入药

煲汤 随主料一起入锅煲制。武火煲沸，文火煲制。

煲粥 粥煮熟后再加入稍煮即可。

可加食盐、红糖调味。

煲制实例

煲汤 **鲜紫苏叶滚鱼头**

主料：鲜紫苏叶100克，大鱼头1个。

制作：①鲜紫苏叶洗净，切碎；鱼头开边、去鳃、洗净，加食盐拌腌，拍上干生粉。②起油锅下生姜，下鱼头稍煎，加入少许绍酒，加入清水1250毫升（5碗量），武火滚至刚熟，下鲜紫苏叶、葱稍滚，食盐调味即可。

适宜人群：暑热天胃肠不适者。可解毒，祛湿，健脾胃，祛暑热。

煲粥 **紫苏叶粥**

主料：紫苏叶10克，粳米100克。

制作：将紫苏叶择净，放入锅中，加清水适量，浸泡5分钟后水煎取汁，加粳米煮为稀粥。或将鲜紫苏叶洗净，切细，待粥熟时调入粥中，再煮5分钟至沸即成。

适宜人群：外感风寒所致恶寒发热、头痛身痛、鼻塞无汗、脘腹胀满、恶心呕吐者。可解表散寒，行气宽中。

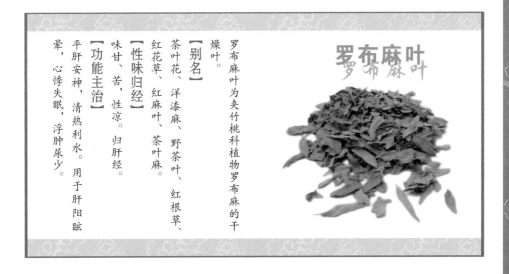

罗布麻叶

罗布麻叶为夹竹桃科植物罗布麻的干燥叶。

【别名】茶叶花、洋漆麻、野茶叶、红花草、红麻叶、茶叶麻、红根草、

【性味归经】味甘、苦，性凉。归肝经。

【功能主治】平肝安神，清热利水。用于肝阳眩晕，心悸失眠，浮肿尿少。

◆选购技巧◆

药材性状

多皱缩卷曲，有的破碎，完整者呈椭圆状披针形或卵圆状披针形，淡绿色或灰绿色，边缘具细齿，常反卷，叶脉于下表面突起。叶柄细，长约4毫米。质脆。气微，味淡。

经验鉴别

长椭圆形，顶尖具齿。绿灰无毛，下脉突出。

真伪鉴别

伪品：白麻叶，呈长椭圆状披针形或长卵圆状披针形，叶片厚，手摸表面较粗糙。淡灰棕色或淡灰绿色。叶缘少反卷，叶脉于下表面突起，侧脉不明显。质脆，但较正品韧性大。

规格分等

以完整、梗少、色绿者为佳。

◆煲制技巧◆

应用宜忌

宜 高血压，眩晕，头痛，心悸，失眠，肝炎腹胀，肾炎浮肿。

忌 脾胃虚寒者不宜长期服用。

注意事项

不可长期当作普通茶叶来泡水喝。

用法用量

饮片可用于煲凉茶。每剂6~12克。

煲前处理

洗净即可。

煲制入药

煲凉茶 用纱布包好，加沸水泡制。

调味品食

可加冰糖调味。

煲制实例

煲凉茶 罗布麻五味茶

主料：罗布麻叶6克，山楂15克，五味子5克。

制作：取上述药材加冰糖两三块，开水泡茶饮，饮至味淡再换一剂。

适宜人群：高脂血症、高血压、冠心病患者。可清热平肝，活血化瘀，生津止渴。

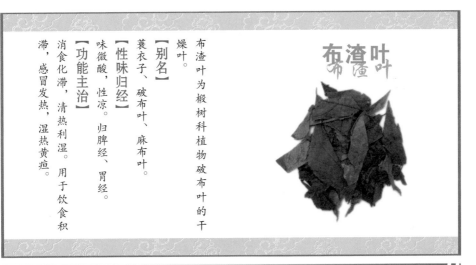

【别名】

蒌衣子、破布叶、麻布叶。

【性味归经】

味微酸，性凉。归脾经、胃经。

【功能主治】

消食化滞，清热利湿。用于饮食积滞，感冒发热，湿热黄疸。

布渣叶为椴树科植物破布叶的干燥叶。

选购技巧

药材性状

叶多皱缩、破碎。完整者展平后至卵状长圆形或倒卵圆形，长8~18厘米，宽4~8厘米，黄绿色或黄棕色，先端渐尖，基部钝圆，边缘具细齿。基出脉3条，侧脉羽状，小脉网状。叶柄长7~12毫米。叶脉及叶柄有茸毛。气微，味淡、微涩。

经验鉴别

叶纸质，易破碎。

真伪鉴别

伪品：山苦茶，长圆状倒卵形，长 5～15 厘米，宽 2～6 厘米，顶端急尖或尾状渐尖，下部渐狭，基部圆形或微心形，全缘或上部边缘微波状，上面无毛，下面中脉被星状毛或柔毛，羽状脉，侧脉 8～10 对；基部有褐色斑状腺体 4～6 个；叶柄长 0.5～3.5 厘米。气香，可作为香精原料，无用药依据。

规格分等

以叶大、完整、色绿者为佳。

煲制技巧

应用宜忌

宜 感冒，中暑，消化不良，腹泻。

忌 脾胃虚寒者及孕妇慎服。

注意事项

妇女经期宜少食。

用法用量

饮片可用于煲汤、煲凉茶。每剂 15～30 克。

煲前处理

洗净即可。

煲制入药

煲汤 随主料一起入锅煲制。武火煲沸，文火煲制。

煲凉茶 用开水泡即可。

调味品食

煲汤可加食盐调味，煲凉茶可加冰糖调味。

煲制实例

煲汤　布渣叶夏枯草雪梨汤

主料：布渣叶 15 克，夏枯草 15 克，大枣 4 个，雪梨 2 个，猪瘦肉 400 克。

制作：①布渣叶和夏枯草洗净，大枣稍冲洗。②雪梨用水打湿，用少许食盐搓洗表皮，冲净，每个切 4 瓣，去心。③猪瘦肉洗净，切大块，汆水捞起。④将水倒入瓦煲中，放入布渣叶、夏枯草煮沸，再放雪梨、大枣和猪瘦肉，转文火煲 1.5 小时，下食盐调味饮用。

适宜人群：夏季烦躁易怒、身体燥热不适者。可清肝祛热。

煲凉茶　布渣叶茶

主料：布渣叶 10 克，绿茶 2 克。

制作：将布渣叶和绿茶同入热水瓶内，冲入开水 1 升，当茶饮用，每日饮数次。

适宜人群：小儿呃逆，喉咙干痛、咽喉发炎、面部长痤疮、牙龈肿痛者。可消滞除积，和胃降逆。

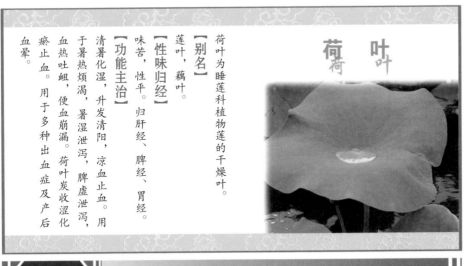

荷　叶

荷叶为睡莲科植物莲的干燥叶。

【别名】

莲叶，藕叶。

【性味归经】

味苦，性平。归肝经、脾经、胃经。

【功能主治】

清暑化湿，升发清阳，凉血止血。用于暑热烦渴，暑湿泄泻，脾虚泄泻，血热吐衄，便血崩漏。荷叶炭收涩化瘀止血。用于多种出血症及产后血晕。

选购技巧

药材性状

呈半圆形或折扇形，展开后呈类圆形，全缘或稍呈波状，直径 20~50 厘米。上表面深绿色或黄绿色，较粗糙；下表面淡灰棕色，较光滑，有粗脉21~22条，自中心向四周射出；中心有突起的叶柄残基。质脆，易破碎。稍有清香气，味微苦。

经验鉴别

叶面脉微凹入，着白色短毛；边缘叶脉凸出，质脆而易碎。

真伪鉴别

6—9月花未开放时采收为最优正品，亦有其他季节采收品。

规格分等

按规格分为细丝、宽丝、大切片三个等级，以大切片的品质为最优。性状以叶大、完整、色绿、无破碎者为佳。

煲制技巧

应用宜忌

宜 小便短黄，头目眩晕，面色红赤，高血压，高血脂。

忌 脾胃虚寒者、月经期妇女慎服。

注意事项

荷叶茶不宜空腹饮用。

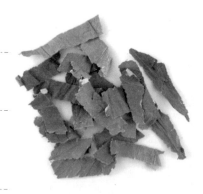

用法用量

鲜品、饮片可用于煲粥、煲凉茶。每剂3~10克，鲜品15~30克，荷叶炭3~6克。

煲前处理

洗净，切成小块。

干荷叶

煲制入药

煲粥 先煎煮取汁去渣，再加米煲粥。

煲凉茶 随其他料一起煮汁代茶饮。

调味品食

可加白糖调味。

煲制实例

煲粥　绿豆荷叶粥

主料：粳米100克，绿豆30克，鲜荷叶10克，鲜竹叶10克，金银花5克。

制作：①鲜荷叶、鲜竹叶用冷水洗净，放入锅内，加适量水煮开，去渣取汁。②绿豆、粳米淘洗干净，用冷水浸泡发胀，放入锅中，加1500毫升冷水；用武火煮沸后兑入金银露（金银花煎煮取汁）及荷叶与竹叶汁，改用文火熬至粥熟；再调入冰糖搅拌均匀即可。

适宜人群：一般人均可服用。可清热解毒，消暑利尿。

煲凉茶　桂香荷叶茶

主料：荷叶半张，山楂12克，肉桂2克。

制作：①荷叶剪碎，放入水中，放在炉上用小火煮至水开，再放入山楂，煮约5分钟。②加入肉桂及适量冰糖，煮3分钟即可。

适宜人群：需塑身纤体、减肥者。可健胃整肠，舒经活血。

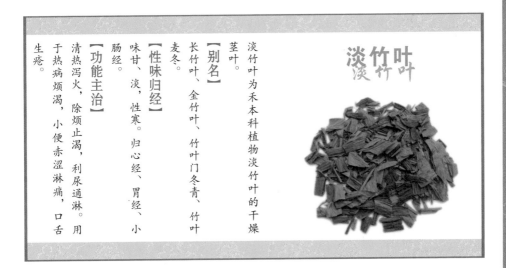

淡竹叶为禾本科植物淡竹叶的干燥茎叶。

【别名】

长竹叶、金竹叶、竹叶门冬青、竹叶麦冬。

【性味归经】

味甘、淡，性寒。归心经、胃经、小肠经。

【功能主治】

清热泻火，除烦止渴，利尿通淋。用于热病烦渴，小便赤涩淋痛，口舌生疮。

选购技巧

药材性状

茎圆柱形，长 25～30 厘米，直径 1.5～2 毫米；表面淡黄绿色，有节，节上抱有叶鞘，断面中空。叶多皱缩卷曲，叶片披针形，长 5～20 厘米，宽 1～3.5 厘米；表面浅绿色或黄绿色，叶脉平行，具横行小脉，形成长方形的网格状，下表面尤为明显。叶鞘长约 5 厘米，开裂，外具纵条纹，沿叶鞘边缘有白色长柔毛。体轻，质柔韧。气微，味淡。

经验鉴别

茎空有节，淡黄绿色。叶鞘裂开，圆锥花序。

真伪鉴别

伪品：芦叶，来源于禾本科植物芦苇的叶，多切段后掺入淡竹叶中。本品叶呈线状披针形，宽 2～4 厘米，表面灰绿色或蓝绿色，脉平行，无横行小脉，也无长方形的网格。质较淡竹叶韧，触之有糙手感，味淡。

规格分等

以叶大、色绿、不带根及花者为佳。

煲制技巧

应用宜忌

宜 胸中疾热，咳逆上气，吐血，热毒风，消渴，丹石中毒，热狂烦闷，中风失音不语，头风，惊悸，瘟疫迷闷，妊妇头旋倒地，小儿惊痫天吊，喉痹。

忌 无实火、湿热者慎服，体虚有寒者禁服。

注意事项

淡竹叶不宜久煎，入食以鲜品为佳。

用法用量

饮片可用于煲汤、煲粥、煲凉茶。每剂 6～10 克。

煲前处理

洗净，切小。

煲制入药

煲汤 随主料一起入锅煲制。武火煲沸，文火煲制。

煲粥 先煎煮取汁再加其他料煲制。

煲凉茶 随其他料一起煮汁代茶饮。

调味品食

可加食盐、冰糖等调味。

煲制实例

煲汤 淡竹叶赤小豆鸭肉汤

主料：淡竹叶9克，赤小豆10克，生地黄12克，车前子10克，白茅根10克，公鸭200克（切块）。

制作：将上述药材与适量清水同入锅内，武火煮沸后，加入鸭肉块，文火煎煮30分钟后，加入食盐调味即可。

适宜人群：小便不利者。可清热利尿。

煲粥 淡竹叶粥

主料：淡竹叶15克，白米30克。

制作：先把淡竹叶加水煎煮成药汁，滤去残渣，再加入白米煮成粥。加入冰糖调味即可。

适宜人群：鹅口疮属心火亢盛、口舌生疮、烦躁不安、小便短赤者。可清心泻火，利尿。

煲凉茶 淡竹叶凉茶

主料：淡竹叶9克，车前草10克，枸杞子10颗。

制作：①将淡竹叶和车前草、枸杞子用水洗去浮灰，放入锅中，添入2升水。②水烧开后，转小火煮30分钟，关火晾凉。③用滤网过滤，加入砂糖，即可饮用。

适宜人群：热病烦渴、小便赤涩淋痛、口舌生疮者。可清热除烦，利尿。

第九章
花类药材

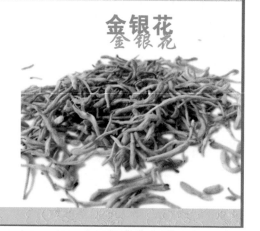

金银花为忍冬科植物忍冬的干燥花蕾或带初开的花。

【别名】

银花、双花、二花、二宝花。

【性味归经】

味甘，性寒。归肺经、心经、胃经。

【功能主治】

清热解毒，疏散风热。用于痈肿疔疮，喉痹，丹毒，热毒血痢，风热感冒，温病发热。

选购技巧

药材性状

呈棒状，上粗下细，略弯曲，长2～3厘米，上部直径约3毫米，下部直径约1.5毫米。表面黄白色或绿白色（贮久色渐深），密被短柔毛。偶见叶状苞片。花萼绿色，先端5裂，裂片有毛，长约2毫米。开放者花冠筒状，先端二唇形；雄蕊5个，附于筒壁，黄色；雌蕊1个，子房无毛。气清香，味淡、微苦。

经验鉴别

花蕾或白，蕾长棒形。萼管五裂，气味清香。

真伪鉴别

混淆品1：红腺忍冬，长2.5～4.5厘米，直径0.8～2毫米。表面黄白色至黄棕色，无毛或疏被毛。萼筒无毛，先端5裂，裂片长三角形，被毛。开放者花冠下唇反转。花柱无毛。

混淆品2：山银花（毛蕊忍冬），长1.6~3.5厘米，直径0.5~2毫米。萼筒和花冠密被灰白色毛，子房有毛。

混淆品3：毛花柱忍冬，长2.5~4厘米，直径1~2.5毫米。表面淡黄色微带紫色，无毛。花萼裂片短三角形，开放者花冠上唇常不整齐，花柱下部多密被长柔毛。

如果药材表面呈棕色或红棕色，则多由红腺忍冬或山银花冒充，也有的是陈旧药材或因存储不当造成的。如果柔毛、腺毛模糊不清或不可见，则小心是不法商家为增加重量在金银花中掺了滑石粉或面粉。

规格分等

金银花商品国家标准分为四等。

一等：货干，花蕾呈棒状，上粗下细，略弯曲，表面绿白色，花冠厚、稍硬，握之有顶手感；气清香，味甘、微苦。开放花朵、破裂花蕾及黄条不超过5%。无黑条、黑头、枝叶、杂质、虫蛀、霉变。

二等：与一等基本相同，唯开放花朵不超过5%，破裂花蕾及黄条不超过10%。

三等：货干，花蕾呈棒状，上粗下细，略弯曲，表面绿白色或黄白色，花冠厚、质硬，握之有顶手感。气清香，味甘、微苦。开放花朵、黑头不超过30%。无枝叶、杂质、虫蛀、霉变。

四等：货干。花蕾或开放花朵兼有，色泽不分。枝叶不超过3%，无杂质、虫蛀、霉变。

煲制技巧

应用宜忌

宜 一般人均可服用。特别是经常上火者。

忌 脾胃虚寒、气虚及疮疡脓清者忌服。

注意事项

金银花茶隔夜后不宜再饮用。宜饭后半小时服用。

用法用量

饮片可用于煲汤、煲粥、煲凉茶。每剂6~15克。

煲前处理

洗干净即可。

煲制入药

煲汤 随主料一起入锅煲制。武火煲沸，文火煲制。

煲粥 待粥煮好后再加入。或者先煎煮取汁再与米煲制。

煲凉茶 与其他材料煲开即可。

调味品食

可加食盐、白糖等调味。

煲制实例

煲汤 金银花水鸭汤

主料：金银花15克，无花果3粒，陈皮3克，水鸭350克。

制作：①金银花、无花果、陈皮洗净，浸泡；水鸭收拾干净，斩件。②锅中注水，烧沸，放入水鸭、无花果和陈皮，以小火慢炖。③1小时后放入金银花，再炖1小时，调入食盐即可。

适宜人群：阴虚燥热致口干咽燥、汗出、上火、口臭、口舌生疮、食欲不振者。可清热解毒，疏散风热。

煲粥 银花绿豆粥

主料：金银花30克，绿豆30克，甘草5克，粳米100克。

制作：先将绿豆浸泡半天，金银花和甘草一同加水煎取汁，去渣后，以汁与淘洗干净的粳米、绿豆一同煮成粥，白糖调味即可。

适宜人群：风热感冒、咽喉肿痛者。可清热解毒，除湿止带。

煲凉茶 三花茶

主料：金银花10克，菊花10克，茉莉花3克。

制作：将上述药材放入杯中，用沸水冲泡，加盖闷泡10～15分钟即可，代茶频饮，可续水。

适宜人群：风热感冒、咽喉肿痛、痈疮患者。可清热解毒，降火，宁神。

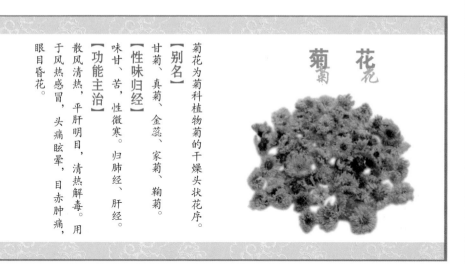

菊　花

【别名】
甘菊、真菊、金蕊、家菊、鞠菊。

【性味归经】
味甘、苦，性微寒。归肺经、肝经。

【功能主治】
散风清热，平肝明目，清热解毒。用于风热感冒，头痛眩晕，目赤肿痛，眼目昏花。

菊花为菊科植物菊的干燥头状花序。

选购技巧

药材性状

　　干燥头状花序，外层为数层舌状花，呈扁平花瓣状，中心由多数管状花聚合而成，基部有总苞，系由 3～4 层苞片组成。气清香，味淡、微苦。

经验鉴别

　　花盘扁圆，扁花瓣长。颜色黄白，气味清香。

真伪鉴别

　　菊花按产地和加工方法的不同，分为亳菊、滁菊、贡菊、杭菊、怀菊。

　　（1）亳菊，呈倒圆锥形或圆筒形，有时稍压扁呈扇形，直径 1.5～3 厘米，离散。舌状花类白色，纵向折缩，散生金黄色腺点；管状花多数，为舌状花所隐藏，黄色。气清香，味甘、微苦。

　　（2）滁菊，呈不规则球形或扁球形，直径 1.5～2.5 厘米。舌状花类白色，不规则扭曲，内卷，边缘皱缩，有时可见淡褐色腺点；管状花大多隐藏。

　　（3）贡菊，呈扁球形或不规则球形，直径 1.5～2.5 厘米。舌状花白色或类白色，斜升，上部反折，边缘稍内卷而皱缩，通常无腺点；管状花少，外露。

　　（4）杭菊，呈碟形或扁球形，直径 2.5～4 厘米，常数个相连成片。舌状花类白色或黄色，平展或微折叠，彼此粘连，通常无腺点；管状花多数，外露。

（5）怀菊，呈不规则球形或扁球形，直径 1.5～2.5 厘米。多数为舌状花。舌状花类白色或黄色，不规则扭曲，内卷，边缘皱缩，有时可见腺点；管状花大多隐藏。

菊花诸多品种的鉴别要点：①色泽，主要为白色和黄色；②加工方法，生晒至干的有白菊（含亳菊、药菊）、滁菊，烘焙、蒸制的有贡菊、杭菊；③气味，大都气清香，味甘或微苦。

规格分等

以花朵完整、颜色鲜艳、气清香、无杂质者为佳。

煲制技巧

应用宜忌

宜 一般人均可食用，特别是有风热感冒见头痛、耳鸣者。

忌 平素阳虚、脾虚便溏者慎用。

注意事项

不宜长期连续服用，一般服用 3～5 天。野菊花性状与菊花相似，但功能、主治有所差别，不可等同入药。

用法用量

饮片可用于煲汤、煲粥。每剂 5～10 克。

煲前处理

洗净即可。

煲制入药

煲汤 随主料一起入锅煲制。武火煲沸，文火煲制。

煲粥 与其他料一起入锅煲制。

调味品食

可加食盐、糖等调味。

煲制实例

煲汤 菊花老鸭汤

主料：菊花9克，枸杞子12克，冬虫夏草5克，西洋参3克，老鸭1只。

制作：老鸭去皮，与冬虫夏草及西洋参同入砂锅中煮。到六七分熟时，倒入浸泡过的菊花和枸杞子，再煮20分钟，加入食盐调味即可。

适宜人群：秋季无故感到疲乏、亚健康状态、大病初愈、体质虚弱者。可补肝肺肾，益气血。

煲粥 红枣菊花粥

主料：菊花9克，红枣30克，粳米100克。

制作：菊花洗净，红枣洗净放入温水中泡软。在锅内放入粳米及泡米水、红枣，用大火煮至沸腾后改为小火，慢慢熬至粥熟，放入菊花略煮，再放入冰糖融化搅匀即可。

适宜人群：一般人群均可服用。可健脾补血，清肝明目。长期食用可使面部肤色红润，可消除皱纹，起到保健防病、驻颜美容的作用。

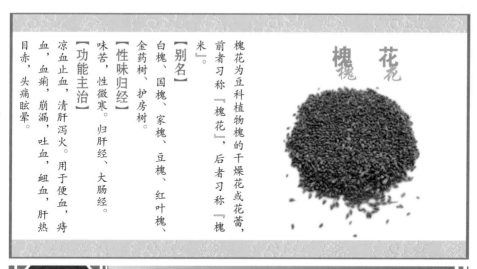

槐花

【别名】
白槐、国槐、家槐、豆槐、红叶槐、金药树、护房树。

【性味归经】
味苦，性微寒。归肝经、大肠经。

【功能主治】
凉血止血，清肝泻火。用于便血，痔血，血痢，崩漏，吐血，衄血，肝热目赤，头痛眩晕。

槐花为豆科植物槐的干燥花或花蕾，前者习称『槐花』，后者习称『槐米』。

选购技巧

药材性状

花蕾呈卵形或椭圆形，长2~6毫米，直径约2毫米。花萼黄绿色，下部有数条纵纹。萼的上方为黄白色未开放的花瓣。花梗细小。体轻，手捻即碎。

无臭，味微苦涩。

经验鉴别

萼小黄绿，形似米粒。基有苞片，花冠绿白。

真伪鉴别

伪品：苦参花，为豆科植物苦参的干燥花蕾。花蕾呈长椭圆形或卵形，长2～6毫米，直径2.5～3.5毫米。花萼钟状，极皱缩，黄绿色，基部黑色，先端5浅裂，下部无纵纹。萼的上方为黄褐色未开放的花瓣，花梗粗短，体轻，手捻不易碎。有臭气，味先涩后苦，有毒。

规格分等

以花蕾足壮、花萼色绿而厚、无枝梗者为佳。

煲制技巧

应用宜忌

宜 痔疮下血，血痢，尿血，血淋，肠风便血，崩漏，吐血，衄血，肝热头痛，目赤肿痛，痈肿疮疡。

忌 脾胃虚寒者慎用。孕妇禁用。

用法用量

饮片可用于煲汤、煲粥、煲凉茶。每剂5～10克。

煲前处理

洗净，晒干碾磨成粉。

煲制入药

煲汤 随主料一起入锅煲制。或用纱布包裹，与主料用小火煲制。

煲粥 大火煮沸后再加入一起煲制。

煲凉茶 用开水浸泡即可。

调味品食

可加食盐、红糖等调味。

煲制实例

煲汤　槐米猪肠汤

主料：槐米9克，蜜枣15克，猪肠100克。

制作：①猪肠加食盐抓洗，用清水冲净；槐米、蜜枣均洗净，泡发。②将猪肠、槐米、蜜枣、生姜放入瓦煲内，将泡发槐米的水倒入，再倒入适量清水，以大火烧开，再用小火炖煮1.5小时，加食盐调味即可。

适宜人群：大肠燥热者，症见大便下血，或痔疮出血，或大便干结难解，或便秘，皮肤瘙痒。可益阴润燥，清肠解毒。

煲粥　马齿苋槐米粥

主料：槐米9克，鲜马齿苋60克，粳米100克。

制作：①鲜马齿苋入沸水锅中焯软，捞出，切碎末备用。槐米研成极细末，备用。②粳米煮成稀粥，粥将成时，兑入槐米细末、马齿苋碎末及红糖即成。

适宜人群：大肠癌引起便血、血色鲜红者。可清热解毒，凉血止血。

煲凉茶　槐菊茶

主料：槐米3克，菊花3克，嫩桑叶10克。

制作：上述药材用沸水浸泡，代茶饮。

适宜人群：肝热或风热目赤者。可清肝明目，疏散风热。

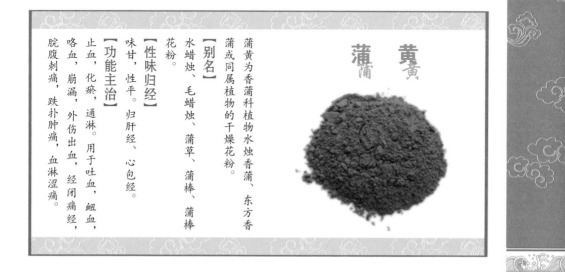

蒲黄

蒲黄为香蒲科植物水烛香蒲、东方香蒲或同属植物的干燥花粉。

【别名】

水蜡烛、毛蜡烛、蒲草、蒲棒、蒲棒花粉。

【性味归经】

味甘，性平。归肝经、心包经。

【功能主治】

止血，化瘀，通淋。用于吐血，衄血，咯血，崩漏，外伤出血，经闭痛经，脘腹刺痛，跌扑肿痛，血淋涩痛。

选购技巧

药材性状

呈黄色细粉，体轻质松，易飞扬，手捻之有润滑感，入水不沉。无臭，味淡。

经验鉴别

细粉黄色，体轻质松。手捻黏手，入水浮漂。

真伪鉴别

常见掺假方法：①将蒲绒粉碎掺入蒲黄中，名曰草蒲黄；②将淀粉或滑石粉染色掺入蒲黄中；③将松花粉、黄沙掺入蒲黄中。

规格分等

以色鲜黄、润滑感强、纯净者为佳。

煲制技巧

应用宜忌

宜 吐血，衄血，外伤出血，崩漏，经闭痛经，脘腹刺痛，跌扑肿痛，血淋涩痛。

忌 阴虚内热、无瘀血者禁用，孕妇、遗尿者及过敏体质者忌用。

注意事项

入药须包煎。

用法用量

饮片可用于煲汤、煲凉茶。每剂 5 ~ 10 克。

煲前处理

洗净，用纱布包裹。

煲制入药

煲汤 随主料一起入锅煲制。武火煲沸，文火煲制。

煲凉茶 只需用开水泡即可。

调味品食

可加食盐、蜂蜜调味。

煲制实例

煲汤 蒲黄五灵脂乌鸡汤

主料：蒲黄30克，五灵脂40克，生山楂15克，乌骨鸡1只。

制作：①五灵脂、生山楂（洗净后切片）、蒲黄同放入砂锅中，加适量水，大火煎30分钟，用洁净纱布过滤，去渣取汁。②乌骨鸡洗净，放入砂锅中，倒入药汁，加水适量，中火炖至熟透，再调入蜂蜜即成。

适宜人群：瘀血疼痛者，如心胸刺痛、脘腹疼痛。可活血祛瘀，散结止痛。

煲凉茶 蒲黄茶

主料：蒲黄10克，花茶6克。

制作：将上述材料装入小茶包中或直接放入杯中，用200毫升沸水冲泡，闷约10分钟即可饮用。

适宜人群：高血压人群。可凉血止血，活血消瘀，降血压，促凝血。

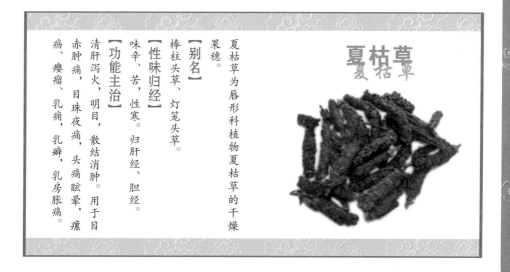

夏枯草为唇形科植物夏枯草的干燥果穗。

【别名】

棒柱头草、灯笼头草。

【性味归经】

味辛、苦，性寒。归肝经、胆经。

【功能主治】

清肝泻火，明目，散结消肿。用于目赤肿痛，目珠夜痛，头痛眩晕，瘰疬、瘿瘤，乳痈，乳癖，乳房胀痛。

选购技巧

药材性状

干燥果穗呈长圆柱形或宝塔形，长 2.5 ~ 6.5 厘米，直径 1 ~ 1.5 厘米，棕色或淡紫褐色。全穗由数轮至 10 数轮宿萼与苞片组成，每轮有对生苞片 2 片，呈扇形，先端尖尾状，脉纹明显，外表面有白毛。每一苞片内有花 3 朵，花冠多已脱落，宿萼 2，唇形，内有小坚果 4 枚，卵圆形，棕色，尖端有白色突起。体轻。气微，味淡。

经验鉴别

棕褐短穗，萼苞成轮。小果 4 枚，棕黄光亮。

真伪鉴别

混淆品 1：白毛夏枯草，干燥果穗呈长圆柱形或宝塔形，长 2 ~ 6 厘米，直径 1 ~ 1.5 厘米，苞片叶状卵形，生于花轮下方；花萼钟状，有 5 齿，齿三角形，外面和齿边有白色长柔毛；花冠白色或淡紫色，唇形，外面有短柔毛，内部有毛环，上唇半圆形，极短，下唇外折，3 裂。小坚果灰黄色，具网状皱纹。

混淆品 2：夏至草，茎方形，被有倒生的细毛。叶掌状 3 全裂，裂片有钝齿或小裂，两面均密生细毛，下面叶脉凸起；叶柄被有细毛。花轮有花 6 ~ 10 朵，腋生；苞片与萼筒等长，刚毛状，被有细毛；花萼钟形，长 5.2 毫米，外面被有细毛，喉部有短柔毛；花冠白色，钟状，长 5.5 毫米，外面被有短柔毛。小坚果褐色，长圆状三棱形。

规格分等

以穗大、色棕色、摇之作响者为佳。

煲制技巧

应用宜忌

宜 目赤肿痛，目珠夜痛，头痛眩晕，瘰疬，瘿瘤，乳痈肿痛，甲状腺肿大，淋巴结核，乳腺增生，高血压。

忌 脾胃虚弱者慎用。经期妇女、孕妇慎用。

注意事项

不宜接触铁器。不宜长期过量服用。

用法用量

饮片可用于煲汤、煲凉茶。每剂 9～15 克。

煲前处理

洗净，冷水浸泡 10 分钟。

煲制入药

煲汤 随主料一起入锅煲制。武火煲沸，文火煲制。

煲凉茶 用开水浸泡即可。

调味品食

可加食盐、糖等调味。

煲制实例

煲汤 夏枯草双花瘦肉汤

主料：夏枯草 15 克，鸡蛋花 10 克，灯心花 5 扎，大枣 2 颗，猪瘦肉 400 克。

制作：①主料分别洗净，稍浸泡。夏枯草切成段，大枣去核。②将猪瘦肉放入滚水锅内煮 5 分钟，捞出，再清洗一次。③煲内放适量清水煲滚，放入主料，用武火煲滚，再改用文火煲 2 小时，加入食盐调味即可。

适宜人群：暑湿重者。可清心火，利小便，祛湿热，润肺燥。

煲凉茶 夏枯草荷叶茶

主料：夏枯草 10 克，荷叶 9 克（或新鲜荷叶半张）。

制法：取主料研成粗末，用纱布包好，用沸水冲泡，盖闷 10 分钟后即可饮用。

适宜人群：暑热夹湿、清阳不升致头目眩晕、头痛、目痛、羞明流泪者，以及雷头风患者。可祛暑升清，清肝散结。

红花

红花为菊科植物红花的干燥花。

【别名】

红蓝花、草红花、刺红花。

【性味归经】

味辛，性温。归心经、肝经。

【功能主治】

活血通经，散瘀止痛。用于经闭，痛经，恶露不行，癥瘕痞块，跌扑损伤，疮疡肿痛。

选购技巧

药材性状

为不带子房的管状花，长 1～2 厘米。表面红黄色或红色。花冠筒细长，先端 5 裂，裂片呈狭条形，长 5～8 毫米。雄蕊 5 枚，花药聚合成筒状，黄白色。柱头长圆柱形，顶端微分叉。质柔软。气微香，味微苦。

真伪鉴别

掺假红花，为增重，将清油（菜籽油、芥籽油）掺和重金属粉、色素到红花中，简单的鉴别方法：

（1）嗅气味：正品红花微有清香味，无其他特殊怪味。掺假红花清香气味被掩盖或减弱，伴随有油臭腐败味。

（2）手摸、镜观：手握正品红花柔软，手不染色，不黏附泥沙杂质。掺假红花手握较油润，手会染上红色斑点，并黏有较多的泥沙状颗粒（重金属粉）。

（3）水试：取正品红花 4 克于杯中，加 60℃热水 150 毫升，搅拌，水可染成金黄色；掺假红花同样操作，水会染成橙黄色或色加深，有灰白色杂质沉于杯底，液面可见油沫。

规格分等

以花冠长、色红、鲜艳、质柔软者为佳。

一等：干货。管状花皱缩弯曲，成团或散在。表面深红色或鲜红色，微带黄色，质柔软。有香气，味微苦。无枝叶、杂质、虫蛀、霉变。

二等：表面浅红色、暗红色或淡黄色。质较软。

煲制技巧

应用宜忌

宜 妇科疾患，血瘀疼痛。

忌 孕妇忌服，溃疡及出血性疾病患者慎用。

注意事项

不宜长期服用。

用法用量

饮片可用于煲汤、煲粥、煲凉茶。每剂 3～10 克。

煲前处理

洗净，浸泡一会儿。

煲制入药

煲汤 随主料一起入锅煲制。武火煲沸，文火煲制。

煲粥 随其他料先煎煮去渣取汁，再加米煲制。

煲凉茶 直接随其他材料煮沸即可。

调味品食

可加食盐、糖等调味。

煲制实例

煲汤 **红花母鸡汤**

主料：红花 3 克，当归 12 克，无花果 2 个，橙子 1 个，母鸡 1 只。

制作：①母鸡去内脏，洗净，放入开水中氽烫；橙子去皮，切两半；无花果切开；当归、红花洗净。②把母鸡、橙子、无花果、当归、红花都放入锅内，加适量清水，大火烧开后改成小火煲 2 小时，放入食盐调味即可。

适宜人群：身体虚弱、气血不足、体内有瘀血者。可活血化瘀，壮筋骨，健脾胃。

煲粥　红花黑米粥

主料：红花9克，当归10克，丹参15克，黑米100克。

制作：煎煮红花、当归、丹参，去渣取汁，加入黑米煮作粥。

适宜人群：月经不调而有血虚、血瘀者。可养血，活血，调经。

煲凉茶　红花陈皮茶

主料：红花2克，陈皮6克。

制作：将红花、陈皮一同放入大杯中，用沸水冲泡，加盖闷15分钟即可。

适宜人群：痰瘀阻滞、头目昏重、饮食不香者。可活血化瘀，化瘀通络。

第十章
全草类药材

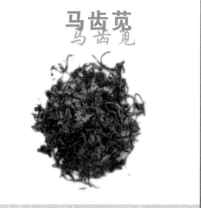

马齿苋

马齿苋为马齿苋科植物马齿苋的全草。

【别名】

马齿菜、安乐草、五行草、酱瓣豆草。

【性味归经】

味酸，性寒。归胃经、大肠经。

【功能主治】

清热解毒，凉血止血，止痢。用于热毒血痢，痈肿疔疮，湿疹，丹毒，蛇虫咬伤，便血，痔血，崩漏下血。

选购技巧

药材性状

　　全草多皱缩卷曲成团。茎圆柱形，长10～25厘米，直径1～3毫米，表面黄棕色至棕褐色，有明显扭曲的纵沟纹。叶易破碎或脱落，完整叶片倒卵形，绿褐色，长1～2.5厘米，宽0.5～1.5厘米，先端纯平或微缺，全缘。花少见，黄色，生于枝端。蒴果圆锥形，长约5毫米，帽状盖裂，内含多数黑色细小种子。气微，味微酸，带黏性。

经验鉴别

　　身滑无毛，叶似马牙。茎多分枝，圆柱色紫。

真伪鉴别

　　伪品：假马齿苋，体态极似马齿苋，叶椭圆状倒卵形至匙形，顶端圆钝；花单生于叶腋；蒴果长卵形，种子椭圆形。正品与伪品的主要区别：正品花黄色，5 瓣分离；伪品花冠蓝色、紫色或白色，合生。

规格分等

以株小、质嫩、整齐少碎、叶多、青绿色、无杂质者为佳。

煲制技巧

应用宜忌

宜 一般人群均可食用。

忌 凡脾胃虚寒、腹泻便溏之人及孕妇忌服。

用法用量

鲜品可煲汤、煲凉茶。每剂 10～15 克。

煲前处理

鲜品洗净，切段。

煲制入药

煲汤 与其他主料一起入锅煲制。

煲凉茶 鲜品榨汁再煎煮。

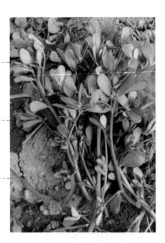

鲜马齿苋

调味品食

可加食盐调味。

煲制实例

煲汤 马齿苋芡实瘦肉汤

主料：马齿苋 50 克，芡实 15 克，猪瘦肉 150 克。

制作：①马齿苋择去根、老黄叶片，用清水洗净，切成段；猪瘦肉切成丁，芡实洗净。②把马齿苋、芡实、猪瘦肉丁同放入净锅内，加入适量清水，先用大火煮滚，再用小火煲 2 小时，加入食盐调味即可。

适宜人群：湿热下注，带下色黄、黏稠味臭，小便短黄，口渴口苦，舌红苔黄，脉滑者，以及湿热泄泻、痢疾患者。可清热解毒，祛湿止带。

煲凉茶　马齿苋茶

主料：马齿苋30克，石榴皮15克。

制作：将马齿苋洗净后放入锅中，蒸约5分钟后，取出捣烂，滤渣取汁，再与石榴皮放在一起，加水煎煮10分钟左右，加入食盐调味即可。

适宜人群：细菌性痢疾、急性胃肠炎、急性阑尾炎患者。可消炎止痛，止痒止痢。

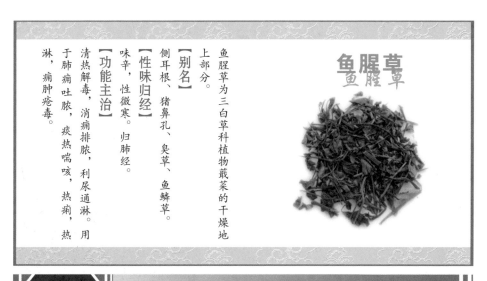

鱼腥草

【别名】

侧耳根、猪鼻孔、臭草、鱼鳞草。

鱼腥草为三白草科植物蕺菜的干燥地上部分。

【性味归经】

味辛，性微寒。归肺经。

【功能主治】

清热解毒，消痈排脓，利尿通淋。用于肺痈吐脓，痰热喘咳，热痢，热淋，痈肿疮毒。

选购技巧

药材性状

茎呈扁圆柱形，扭曲，长20~35厘米，直径0.2~0.3厘米；表面棕黄色，具纵棱数条，节明显，下部节上有残存须根；质脆，易折断。叶互生，叶片卷折皱缩，展平后呈心形，长3~5厘米，宽3~4.5厘米；先端渐尖，全缘；上表面暗黄绿色至暗棕色，下表面灰绿色或灰棕色；叶柄细长，基部与托叶合生成鞘状。穗状花序顶生，黄棕色。搓碎有鱼腥气，味微涩。

经验鉴别

直茎扁圆，节间明显。叶呈心形，鱼腥味浓。

真伪鉴别

伪品：巴东过路黄，为报春科植物巴东过路黄的全草，药材为干燥皱缩全草，茎棕色或暗棕红色，叶片宽卵形至圆形，先端圆钝或有时微缺，花 2~4 朵，生于茎和枝端顶，全体密布铁锈色柔毛。

规格分等

以无根、茎软、淡红褐色、茎叶整齐、气浓者为佳。

煲制技巧

应用宜忌

宜 热痢脓血，热淋，血淋，带下，痈肿恶疮，丹毒，瘰疬。

忌 凡脾胃虚寒、肠滑作泄者勿用。

注意事项

入药多陈用，入食多鲜用。

用法用量

鲜品可煲汤，饮片可煲凉茶。每剂 15~25 克。

煲前处理

煲汤 洗净去黑须根，切段。

煲凉茶 洗净后浸泡一段时间。

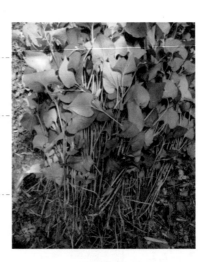

鲜鱼腥草

煲制入药

煲汤 主料煮沸后再加入煲制。

煲凉茶 浸泡后直接随其他料煮开即可。

调味品食

可加食盐调味。

煲制实例

煲汤 鱼腥草鲤鱼肉汤

主料：鱼腥草嫩尖 150 克，绵茵陈 30 克，鲤鱼肉 100 克。

制作：净锅内加适量清水，入绵茵陈、鲤鱼肉烧开，打净浮沫，炖至鱼肉刚熟时，放食盐、料酒、姜葱汁，改用大火，下鱼腥草煮至断生即可。

适宜人群：肺痈、疮疡肿毒、痔疮便血、脾胃积热患者。可清热利尿，解毒祛湿。

煲凉茶　鱼腥草杏桔茶

主料：鱼腥草25克，苦杏仁9克，桔梗10克。

制作：将主料加水煎汤，去渣取汁。

适宜人群：小儿风热咳嗽，症见咳嗽不爽、痰黄黏稠、不易咳出。可疏风清热，宣肺止咳。

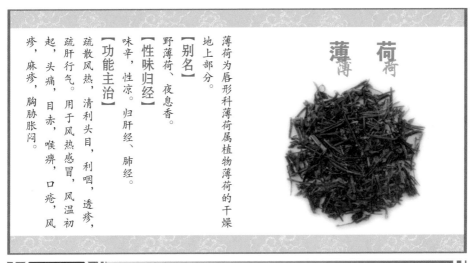

薄荷

【别名】
野薄荷、夜息香。

【性味归经】
味辛，性凉。归肝经、肺经。

【功能主治】
疏散风热，清利头目，利咽，透疹，疏肝行气。用于风热感冒，风温初起，头痛，目赤，喉痹，口疮，风疹，麻疹，胸胁胀闷。

薄荷为唇形科薄荷属植物薄荷的干燥地上部分。

选购技巧

药材性状

茎呈方柱形，有对生分枝，长15～40厘米，直径0.2～0.4厘米；表面紫棕色或淡绿色，棱角处具茸毛，节间长2～5厘米；质脆，断面白色，髓部中空。叶对生，有短柄；叶片皱缩卷曲，完整者展平后呈宽披针形、长椭圆形或卵形，长2～7厘米，宽1～3厘米；上表面深绿色，下表面灰绿色，稀被茸毛，有凹点状腺鳞。轮伞花序腋生，花萼钟状，先端5齿裂，花冠淡紫色。揉搓后有特殊清凉香气，味辛凉。

经验鉴别

茎方有节，叶为对生。揉搓易碎，有清香气。

真伪鉴别

伪品：留兰香，又称绿薄荷、香花菜、鱼香菜，茎棱角处具茸毛。节间长4~6厘米。叶深绿色，质脆，茎断面白色，髓中空。叶揉搓后有特殊悦人香气，似鱼香气，味辛，无凉感。正品与伪品的主要区别：正品茎赤，轮生花序腋生；伪品茎表面暗绿色带紫红色，轮生花序聚生于茎及茎端，为圆柱形假穗状花序。

规格分等

按产区可分为太仓薄荷、杭薄荷。按采收顺序可分为头刀薄荷、二刀薄荷。按生长方式可分为野生薄荷、栽培薄荷。均以叶多、色深绿、味清凉、香气浓者为佳。

煲制技巧

应用宜忌

宜 风热感冒，温病初起，头痛，目赤，喉痹，口疮，风疹，麻疹，胸胁胀闷。

忌 阴虚血燥、肝阳偏亢、表虚汗多者忌服。

注意事项

不宜久煎。

用法用量

鲜品、饮片可用于煲汤、煲粥、煲凉茶。每剂3~6克。

煲前处理

洗净，切碎。

煲制入药

煲汤 直接随主料煲制。或在主料煲制好前10分钟加入。

煲粥 先煎煮薄荷取汁去渣，再加米煲粥。

煲凉茶 主料煮沸后，再加入煲制。

调味品食

可加食盐、冰糖等调味。

煲制实例

煲汤 鲜薄荷鲫鱼汤

主料：鲜薄荷20克，鲫鱼1条。

制作：鲫鱼剖洗干净，用水煮熟，加葱白、生姜、鲜薄荷，煮至水沸，放香油、食盐即可。

适宜人群：小儿久咳、食欲不振、消化不良者。可扶正祛邪，清热止咳。

煲粥 薄荷莲子西米粥

主料：鲜薄荷100克，莲子15克，西米150克。

制作：①薄荷洗净，放入锅内，加入半锅水，用旺火烧开后，改用小火慢煮30分钟，弃渣，取汁，备用。②莲子放入锅中，倒入开水，加盖闷约10分钟，取出，剥去外衣，除去苦心，温水洗净，再放入锅内，加入薄荷汁，用大火煮沸后改用小火焖至莲子酥而不烂时，加入白糖、西米，煮5分钟，莲子呈玉色即可。

适宜人群：风热感冒、脾虚湿盛、烦躁不安者。可疏风清热，健脾胃。

煲凉茶 薄荷香薷茶

主料：薄荷4克，香薷、淡竹叶各3克，车前草5克。

制作：香薷、淡竹叶、车前草加水煎沸5分钟后，放入薄荷煎煮5分钟，取汁。

适宜人群：暑热致胸闷烦渴、小便短赤者。可消暑清热。

广藿香
广藿香

【别名】
藿香、海藿香。

【性味归经】
味辛，性微温。归脾经、胃经、肺经。

【功能主治】
芳香化浊，和中止呕，发表解暑。用于湿浊中阻，脘痞呕吐，暑湿表证，湿温初起，发热倦怠，胸闷不舒，寒湿闭暑，腹痛吐泻，鼻渊头痛。

广藿香为唇形科植物广藿香的干燥地上部分。

选购技巧

药材性状

茎略呈方柱形，多分枝，枝条稍曲折，长3～150厘米，直径0.2～0.7厘米；表面被柔毛，质脆，易折断，断面中部有髓；老茎类圆柱形，直径1～1.2厘米，被灰褐色栓皮。叶对生，皱缩成团，展平后叶片呈卵形或椭圆形，长4～9厘米，宽3～7厘米；两面均被灰白色绒毛；先端短尖或钝圆，基部楔形或钝圆，边缘具大小不规则的钝齿；叶柄细，长2～5厘米，被柔毛。气香特异，味微苦。

经验鉴别

茎四方形，两叶对生。青缘有毛，髓白疏松。广香毛多，藿香毛少。

真伪鉴别

伪品：防风草，干燥全草长1～1.5米，茎草质，四棱形，粗可达5毫米，表面棕色或红棕色，被毛，尤以棱角处为多；叶多皱缩，边缘具锯齿，上面灰棕色，下面灰绿色，两面均有毛，质脆，易破碎，有时可见密被茸毛的花序，花多脱落，仅留灰绿色的花萼，往往包有1～4枚小坚果；质硬，断面纤维性，断开后只有中央部位有些许白色的髓；闻之气微，口尝味淡微苦。

规格分等

广藿香分为石牌广藿香、海南广藿香和高要广藿香。以茎枝粗壮、色青绿、叶多、香气浓者为佳。

煲制技巧

应用宜忌

宜 外感风寒、内伤湿滞、头痛昏重、呕吐腹泻，胃肠型感冒，中暑，晕车、船，消化不良致腹胀、腹泻、腹痛，宿醉未醒。

忌 阴虚火旺、邪实便秘者禁服。

注意事项

不宜久煎。藿香叶偏于发表，藿香梗偏于和中。

用法用量

鲜品、饮片可用于煲汤、煲粥、煲凉茶。每剂 3～10 克。

煲前处理

洗净，浸泡半小时。

煲制入药

煲汤 近起锅前加入煲制。

煲粥 先煎煮去渣取汁，后加米煲制。

煲凉茶 随其他料用水煮即可。

调味品食

可加食盐调味。

煲制实例

煲汤 **藿香冬瓜排骨汤**

主料：鲜广藿香25克，薏苡仁30克，冬瓜750克，排骨300克。

制作：①鲜广藿香、薏苡仁洗净备用，冬瓜洗净切块（最好保留瓜皮），排骨切块汆水去掉血污。②在锅中放入清水1.5升，将排骨、薏苡仁、生姜放入锅中，武火煲开后改文火继续煲0.5小时，然后放入冬瓜继续煲20分钟，最后放入藿香叶、食盐稍煮2～3分钟，起锅食用。

适宜人群：夏季伤暑、脾湿者。可解暑祛湿。

煲粥　藿香荆芥防风粥

主料：广藿香5克，荆芥5克，防风10克，粳米50克。

制作：将荆芥、防风、广藿香共入锅中，水煎去渣取汁，再同粳米煮为稀粥。

适宜人群：外邪犯胃引起呕吐者。可祛邪解表，和胃止呕。

煲凉茶　广藿香佩兰茶

主料：广藿香10克，佩兰9克。

制作：将两味药材放入锅中，加4～5杯水，浸泡4小时后，开火煎煮。用中火煎大概15分钟后，滤渣取汁即可。

适宜人群：夏日伤暑、湿浊中阻、胃失和降而致胃脘闷、恶心、呕吐、口中发黏者。可消暑化湿，和胃醒脾。

绞股蓝

绞股蓝为葫芦科植物绞股蓝的全草。

【别名】

七叶胆、小苦药、公罗锅底、落地生、遍地生根。

【性味归经】

味苦、微甘，性凉。归肺经、脾经、肾经。

【功能主治】

清热，补虚，解毒。用于体虚乏力，虚劳失精，白细胞减少症，高脂血症，病毒性肝炎，慢性胃肠炎，慢性气管炎。

选购技巧

药材性状

　　干燥皱缩的全草，茎纤细灰棕色或暗棕色，表面具纵沟纹，被稀疏茸毛，润湿展开后，叶为复叶，小叶膜质，通常5～7枚，少数9枚，叶柄长2～4厘米，被糙毛；侧生小叶卵状长圆形或长圆状披针形，中央1枚较大，长4～12厘米，宽1～3.5厘米；先端渐尖，基部楔形，两面被粗毛，叶缘有锯齿，齿尖具芒。常可见到果实，圆球形，直径约 5 毫米，果梗长 3～5 毫米。味苦，具草腥气。

经验鉴别

茎长横生，叶鸟趾状。小叶 7 枚，苦甜两种。

真伪鉴别

伪品：乌敛莓，俗称五叶莓、虎藤、五爪金龙，为葡萄科植物乌敛莓的干燥全草，茎带紫红色，有纵棱；卷须二歧分叉，与叶对生。幼枝有柔毛，后变光滑。掌状复叶，小叶 5，排列成鸟爪状，中间的小叶椭圆状卵形，小叶柄长 2～3 厘米，先端短尖，基部楔形或圆形，两侧的 4 枚小叶较小，成对着生于同一小叶柄上，中央叶片较大，托叶或早落。味苦、酸、涩。

规格分等

以身干、叶多、色绿、无杂质者为佳。

煲制技巧

应用宜忌

宜 一般人群均可服用。

忌 脾胃虚寒者慎服。

注意事项

不宜与凉性的药材和食物同用。

用法用量

饮片可用于煲粥、煲凉茶。每剂 15～30 克。

煲前处理

洗净，切段。

煲制入药

煲粥 随主料一起入锅煲制。武火煲沸，文火煲制。

煲凉茶 随其他料用水煮，取汁即可。

调味品食

可加食盐、红糖调味。

煲制实例

煲粥　绞股蓝粥

主料：绞股蓝15克，大枣15颗，粳米100克。

制作：①绞股蓝洗净，切成小段，放进砂锅内，加适量清水，煎药取汁。②在药汁中加入粳米，先用武火煮沸，再改用文火煮粥，待煮成稠粥后，加红糖拌匀，改用小火继续煨煮10分钟即成。

适宜人群：肝风内动型、肝肾阴虚型高血压患者。可清热平肝，补虚降压。

煲凉茶　绞股蓝大枣茶

主料：绞股蓝15克，大枣10颗。

制作：绞股蓝、大枣分别洗净，沥去水分，切碎，一同放入砂锅中，加足量水，中火煮30分钟，收取汁液即成。

适宜人群：食欲不振、心悸失眠者。可补气健脾，养心安神。

车前草

车前草为车前科植物车前或平车前的干燥全草。

【别名】

芣苢、马舄、车前、当道、陵舄、牛舌草。

【性味归经】

味甘，性寒。归肝经、肾经、肺经、小肠经。

【功能主治】

清热利尿通淋，祛痰，凉血，解毒。用于热淋涩痛，水肿尿少，暑湿泄泻，痰热咳嗽，吐血衄血，痈肿疮毒。

选购技巧

药材性状

车前：根丛生，须状。叶基生，具长柄。叶片皱缩，展平后呈卵状椭圆形或宽卵形，长6~13厘米，宽2.5~8厘米；表面灰绿色或污绿色，具明显的弧形脉5~7条，先端钝或短尖，基部宽楔形，全缘或有不规律的波浪状浅齿。穗状花序数支，花茎长圆柱形，略如鼠尾，花脱落，蒴果盖裂，萼宿存。气微香，味微苦。

平车前：主根圆锥形，常不分歧。叶片较窄，长椭圆形或椭圆状披针形，长5~14厘米，宽2~4厘米。其余与车前相似。

经验鉴别

穗状花序，花茎长。蒴果盖裂，萼宿存。

真伪鉴别

伪品：青天葵，为兰科植物芋兰的叶或带球茎的叶。全草卷缩成团粒状或缠绕成团。块茎肉质，皱缩成不规则的扁平状，直径5~12毫米，类白色或黄白色，多已与茎叶脱落。叶皱缩，灰绿色或黄绿色，膜质，柔韧，展平后呈卵圆形或卵状心形。气微有草菇香，味微甘。

规格分等

以叶片完整、色灰绿、干爽、无杂质者为佳。

煲制技巧

应用宜忌

宜 热结膀胱，小便不利，淋浊带下，暑湿泻痢，衄血，尿血，肝热目赤，咽喉肿痛，痈肿疮毒。

忌 内伤劳倦、阳气下陷、肾虚精滑及内无湿热者慎服。

注意事项

车前草的性味功用同车前子，但车前子重在清肝、肺风热，而车前草可凉血清热，能解肝、小肠之热，且能清热解毒。

用法用量

鲜品、饮片可用来煲汤、煲粥。饮片每剂 9 ~ 30 克，鲜品每剂 30 ~ 60 克。

煲前处理

洗净。可用纱布包裹。

煲制入药

煲汤 随主料一起入锅煲制。武火煲沸，文火煲制。

煲粥 粥煮至半熟时加入煲制。

调味品食

可加食盐调味。

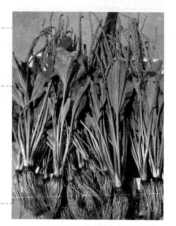

鲜车前草

煲制实例

煲汤 鲜车前草猪肚汤

主料：鲜车前草 30 克，猪肚 300 克，薏苡仁 20 克，赤小豆 20 克，蜜枣 1 个。

制作：①将鲜车前草、薏苡仁、赤小豆均洗净备用；猪肚翻转，用食盐、生粉反复搓洗，清水冲净。②锅中注水烧沸，加入猪肚氽至收缩，捞出切片。③砂锅内注入清水，煮滚后加入所有材料，以小火煲 2 小时，加食盐调味即可。

适宜人群：湿热引起目赤肿痛、口舌生疮、小便黄赤者。可清热降火，利尿通淋。

煲粥 车前草蔗汁粥

主料：鲜车前草 30 克，甘蔗 500 克，绿豆 30 克，大米 100 克。

制作：①甘蔗洗净，切碎，捣烂，榨汁。②鲜车前草洗净，切碎，用干净纱布包好；绿豆、大米去杂质，洗净。③锅内加水适量，放入绿豆、大米煮粥，五成熟时放入车前草纱布袋，再煮至粥熟，拣出车前草纱布袋，调入甘蔗汁即成。

适宜人群：膀胱湿热之小便短赤作痛者。可清热利尿，滋阴润燥，生津止渴。

第十一章
动物类药材

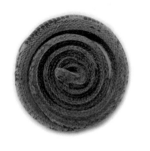

乌梢蛇

乌梢蛇为游蛇科动物乌梢蛇的干燥体。

【别名】

剑脊乌梢、黑花蛇、乌峰蛇、青蛇、乌风蛇、黄风蛇、黄冈蛇、青大将、剑脊蛇、黑乌梢、三棱子。

【性味归经】

味甘，性平。归肝经。

【功能主治】

祛风，通络，止痉。用于风湿顽痹，麻木拘挛，中风口眼歪斜，半身不遂，抽搐痉挛，破伤风，麻风，疥癣，瘰疬恶疮。

选购技巧

药材性状

呈圆盘状，盘径约 16 厘米。表面黑褐色或绿黑色，密被菱形鳞片；背鳞行数成双，背中央 2~4 行鳞片强烈起棱，形成两条纵贯全体的黑线。头盘在中间，扁圆形，眼大而不凹陷，有光泽。上唇鳞 8 枚，第四、五枚入眶，颊鳞 1 枚，眼前下鳞 1 枚，较小，眼后鳞 2 枚。脊部高耸成屋脊状。腹部剖开，边缘向内卷曲，脊肌肉厚，黄白色或淡棕色，可见排列整齐的肋骨。尾部渐细而长。尾下鳞双行。剥皮者仅留头尾之皮鳞，中段较光滑。气腥，味淡。

经验鉴别

多呈圆盘状，乌黑色、头圆。眼有光不陷，尾细长、剑脊。

真伪鉴别

伪品 1：王锦蛇，头背红褐色，有黑色"王"字形斑纹。

伪品 2：红头锦蛇，头背红褐色，可见不规则的"V"形黑斑纹，背部中央有一条橙黄色纵向斑纹。

伪品 3：玉斑锦蛇，头背部黄棕色，有三道黑斑；体背有黑色菱形斑纹，体侧有紫红色小斑点。

伪品 4：黑眉锦蛇，眼后有两条眉状黑纹。

伪品 5：滑鼠蛇，体后部有黑色横斑。

伪品 6：灰鼠蛇，前后鳞连成黑褐色细纵纹。

规格分等

分盘蛇和蛇棍两种。以头尾齐全、肉色黄白、体坚实者为佳。

煲制技巧

应用宜忌

宜 风湿顽痹，麻木拘挛，中风口眼㖞斜、半身不遂，小儿惊风，抽搐痉挛，破伤风，麻风，疥癣，瘰疬恶疮。

忌 孕妇及哺乳期妇女禁服。

注意事项

忌犯铁器。

用法用量

饮片可用于煲汤、煲粥。每剂 6 ~ 12 克。

煲前处理

去头、尾、皮及肠杂，洗净，切段。

煲制入药

煲汤 随主料一起入锅煲制。武火煲沸，文火煲制。

煲粥 乌梢蛇蒸熟，去骨取肉，随主料一起入锅煲制。

调味品食

可加食盐调味。

煲制实例

煲汤　乌梢蛇鸡汤

主料：乌梢蛇1条，鸡1只。

制作：①乌梢蛇宰杀后去头、尾、皮及肠杂，洗净，切成3厘米长的段；鸡宰杀后去毛、内脏及爪。②将乌梢蛇肉、鸡、姜片、葱段、料酒同放炖锅内，加水3.5升，武火烧沸，再用文火炖煮30分钟，加入食盐调味即可。

适宜人群：风湿疼痛、骨蒸羸瘦、消渴、崩中带下患者。可祛风湿，养阴退热。

煲粥　黄瓜土茯苓乌蛇粥

主料：乌梢蛇250克，鲜黄瓜500克，土茯苓100克，赤小豆60克，大枣8颗。

制作：①乌梢蛇治净，上笼蒸至烂熟，取肉去骨。②赤小豆洗净，大枣洗净去核，切碎块备用；鲜黄瓜切成小片。③土茯苓加生姜入锅煮1小时，去渣留汁。④赤小豆、大枣入汁内煮粥。待粥熟后入乌梢蛇肉与黄瓜片，再稍煮片刻即可。

适宜人群：湿热疮毒、杨梅疮毒、肠风脏毒、丹毒、烂疮、带下黄臭者，以及疥癣、风湿痹证患者。可清热解毒，除湿。

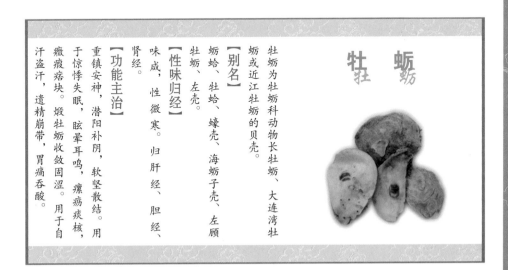

牡蛎

牡蛎为牡蛎科动物长牡蛎、大连湾牡蛎或近江牡蛎的贝壳。

【别名】

蛎蛤、牡蛤、蠔壳、海蛎子壳、左顾牡蛎、左壳。

【性味归经】

味咸，性微寒。归肝经、胆经、肾经。

【功能主治】

重镇安神，潜阳补阴，软坚散结。用于惊悸失眠，眩晕耳鸣，瘰疬痰核，癥瘕痞块。煅牡蛎收敛固涩。用于自汗盗汗，遗精崩带，胃痛吞酸。

选购技巧

药材性状

呈不规则的卵圆形、三角形或长圆形贝壳，大小不等，通常长 10~30 厘米，宽 5~10 厘米，厚 1~3 厘米；外表灰色、浅灰棕色或灰蓝色，呈层状，并有弯曲的粗糙层纹。壳内面多为乳白色，平滑而有光泽，基部有横纹，无光泽，边缘有波状层纹。左壳较右壳厚而大，不平坦，壳外面常有海螺、苔藓等附着，表面常有洞，洞内有小贝壳；右壳薄而小，较平坦。质坚硬，不易破碎，断面白色，层状。

经验鉴别

形扁凹陷，大小不等。内壳光亮，外壳起层。

真伪鉴别

伪品：褶牡蛎，外壳较小，一般壳长 3~6 厘米。体形多变化，呈不规则的长卵圆形或类三角形等，壳薄而脆。右壳平如盖，壳面有数层同心环状的鳞片，无放射肋；闻之气微，口尝味淡、微咸。

规格分等

以个大、整齐、里面光洁者为佳。

煲制技巧

应用宜忌

宜 眩晕耳鸣，手足震颤，心悸失眠，烦躁不安，惊痫癫狂，瘰疬瘿瘤，乳房结块，自汗盗汗，遗精尿频，崩漏带下，吞酸胃痛，湿疹疮疡。

忌 腹胀便秘者不宜久服，凡虚而有寒者忌服。

注意事项

宜先煎、久煎。

用法用量

饮片可煲汤、煲凉茶。每剂 9~30 克。

煲前处理

洗净，碾碎。

煲制入药

煲汤 其他料先煮开后再加牡蛎煲制。

煲凉茶 随其他料用水煮，取汁即可。

调味品食

可加食盐调味。

煲制实例

煲汤 牡蛎鲫鱼汤

主料：牡蛎粉12克，鲫鱼200克，豆腐200克，鸡汤500毫升，青菜100克。

制作：①鲫鱼去鳞、鳃、内脏，洗净；豆腐切4厘米长、3厘米宽的块；青菜洗净。②把酱油、食盐、料酒抹在鲫鱼身上，将鲫鱼放入炖锅内，加入鸡汤，放入姜、葱和牡蛎粉，烧沸，加入豆腐，用文火煮30分钟后，下入青菜即可。

适宜人群：高血压肝阳上亢型患者。可平肝潜阳，降压止痛。

煲凉茶 黄芪牡蛎茶

主料：煅牡蛎3克，黄芪3克，麻黄根3克，浮小麦3克，人参3克，白术3克。

制作：将所有药材放入锅中，加入适量水煎煮15分钟。

适宜人群：自汗盗汗者。可益气固表，敛汗止汗。

阿胶

阿胶为马科动物驴的皮经煎煮、浓缩制成的固体胶块。

【别名】
驴皮胶、东阿胶、阿胶珠、贡胶。

【性味归经】
味甘，性平。归肺经、肝经、肾经。

【功能主治】
补血滋阴，润燥，止血。用于血虚萎黄，眩晕心悸，肌痿无力，心烦不眠，虚风内动，肺燥咳嗽，劳嗽咯血，吐血尿血，便血崩漏，妊娠胎漏。

选购技巧

药材性状

呈长方形或方形块，黑褐色，有光泽。质硬而脆，断面光亮，碎片对光照视呈棕色半透明状。气微，味微甘。

经验鉴别

棕褐光滑，敲拍即碎。断面玻碴，半透明状。

真伪鉴别

伪品1：杂皮胶，为其他杂皮加入少量驴皮加工而成。呈长方块，表面黑褐色或褐色，无光泽，半透明或不透明，质硬不脆，易发软黏合，气腥或带异臭味，味甜。

伪品2：明胶，为工业或医用明胶仿制，呈长方块，表面棕红色或黑色，平滑，光亮，透明。质脆易碎，断面棕黄色，具玻璃样光泽，味淡。

伪品3：骨胶，多为长方块，表面棕黄色，不透明，无光泽，质坚韧，不易打碎，断面棕色，角质样，无光泽，气微臭，味淡。

规格分等

以色乌黑、光亮、透明、无腥臭气、经夏不软者为佳。

◥煲制技巧◤

应用宜忌

宜 阴血不足，身体虚弱。

忌 脾胃虚弱、呕吐泄泻、腹胀便溏、咳嗽痰多者慎用。阴虚火旺者忌服。

注意事项

上火后，宜消火后再服用阿胶。

用法用量

饮片可用于煲汤、煲粥。每剂 3～9 克。

煲前处理

冲洗干净。

煲制入药

煲汤 近起锅前加入煲制。

煲粥 随主料一起入锅煲制。

调味品食

可加食盐、白糖等调味。

煲制实例

煲汤 **瘦肉阿胶汤**

主料：阿胶 9 克，猪瘦肉 250 克。

制作：①阿胶研细，猪瘦肉洗净切块。②锅内放入猪瘦肉、精盐、葱花、姜丝，加水适量，烧沸，改用小火煮熟入味。③加入阿胶炖化，出锅即成。

适宜人群：气阴不足、肝阴血虚、病后体虚、产后血虚、虚劳咳嗽、吐血患者。可补血活血，滋阴润肺。

煲粥 **阿胶山药粥**

主料：阿胶 9 克，山药 50 克，大米粉 30 克。

制作：阿胶捣碎，山药去皮切丁，同大米粉放锅中加水煮至熟，加白糖或食盐调味。

适宜人群：脾肺虚弱者。可补脾肺，滋阴润肺。

鸡内金

鸡内金为雉科动物家鸡的沙囊内膜。

【别名】
鸡食皮、鸡合子、鸡中金、化石胆、化骨胆、鸡肫皮、鸡黄皮。

【性味归经】
味甘，性平。归脾经、胃经、小肠经、膀胱经。

【功能主治】
健胃消食，涩精止遗，通淋化石。用于食积不消，呕吐泻痢，小儿疳积，遗尿，遗精，石淋涩痛，胆胀胁痛。

选购技巧

药材性状

呈不规则的长椭圆形的片状物，有明显的波浪式皱纹，长约5厘米，宽约3厘米，表面金黄色、黄褐色或黄绿色，老鸡的鸡内金则微黑。质薄脆，易折断，断面呈胶质状，有光泽。气微腥，味淡微苦。

经验鉴别

内金黄色，面有纵纹。干燥个大，完整者佳。

真伪鉴别

混淆品：鸭内金，为鸭科动物鸭的干燥沙囊内壁。沙囊内壁呈碟形片状，较鸡内金大，且厚。表面黑绿色或紫黑色，皱纹少，质硬，断面角质。气腥，味微苦。

规格分等

以干燥、完整、个大、色黄者为佳。

煲制技巧

应用宜忌

宜 消化不良，饮食积滞，呕吐反胃，泄泻下痢，小儿疳积，遗精，遗尿，小便频数，泌尿系结石及胆结石，癥瘕经闭，喉痹乳蛾，牙疳口疮。

忌 脾虚无积者慎用。

注意事项

研末用效果比煎服好。

用法用量

饮片可用于煲汤、煲粥。每剂 3 ~ 10 克。

煲前处理

洗净，碾磨成粉。

煲制入药

煲汤 近起锅前加入煲制。

煲粥 米煮至半熟时加入煲制。

调味品食

可加食盐、白糖调味。

煲制实例

煲汤 鸡内金猪肚汤

主料：鸡内金 3 克，大豆 100 克，猪肚 350 克。

制作：①将鸡内金焙干，碾成细末；猪肚洗净，氽水后再刮洗，切成小条。②锅内油烧至六成热时，入猪肚煸炒，加大豆煮约 1 小时后，加入鸡内金末、水，再煮至猪肚熟烂，加入食盐调味即成。

适宜人群：脾胃虚弱致食少便溏、消化不良者。可健脾消食。

煲粥 砂仁鸡内金桔皮粥

主料：鸡内金、陈皮各 5 克，砂仁 3 克，粳米 60 克。

制作：将鸡内金、砂仁、陈皮共研成细末，待粥熬至将熟时下入，直至粥熟，调入白糖即成。

适宜人群：小儿疳积、胃纳减少、恶心呕吐、消化不良、烦躁哭闹者。可消食导滞。

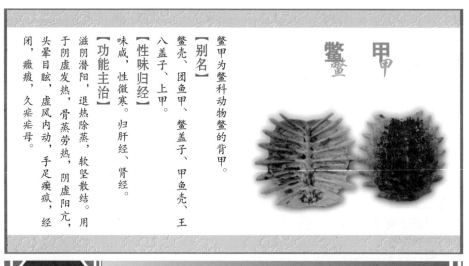

鳖甲

鳖甲为鳖科动物鳖的背甲。

【别名】
鳖壳、团鱼甲、鳖盖子、甲鱼壳、王八盖子、上甲。

【性味归经】
味咸，性微寒。归肝经、肾经。

【功能主治】
滋阴潜阳，退热除蒸，软坚散结。用于阴虚发热，骨蒸劳热，阴虚阳亢，头晕目眩，虚风内动，手足瘈疭，经闭，癥瘕，久疟疟母。

选购技巧

药材性状

呈椭圆形或卵圆形，背面隆起，长10~15厘米，宽9~14厘米。外表面黑褐色或墨绿色，略有光泽，具细网状皱纹及灰黄色或灰白色斑点，中间有一条纵棱，两侧各有左右对称的横凹纹8条，外皮脱落后，可见锯齿状嵌接缝。内表面类白色，中部有突起的脊椎骨，颈骨向内卷曲，两侧各有肋骨8条，伸出边缘。质坚硬。气微腥，味淡。

经验鉴别

背部隆起，黑褐纹多。脊椎明显，侧肋8条。

真伪鉴别

伪品1：鳖腹甲，中药鳖甲是鳖的背甲，以腹甲冒充背甲者为伪品。

伪品2：龟甲，为龟科动物眼斑沼龟及印度棱背龟的背甲。眼斑沼龟背的中央有5块椎盾，两边对称有4对肋盾。印度棱背龟甲的角质盾片多已除去，背棱一条，前后缀连，腹面为灰白色或黄褐色，两侧对称的8对肋骨不伸出边缘；质硬易碎。

规格分等

以个大、甲厚、无残肉、洁净无腐臭味者为佳。

煲制技巧

应用宜忌

宜 阴虚发热，劳热骨蒸，虚风内动，经闭，癥瘕，久疟疟母。

忌 脾胃阳衰、食减便溏者和孕妇忌服。

注意事项

入煎剂宜先煎。

用法用量

鲜品、饮片可用于煲汤。每剂 9 ~ 24 克。

煲前处理

洗净，剁成块。

煲制入药

煲汤 随主料一起入锅煲制。武火煲沸，文火煲制。

调味品食

可加食盐调味。

煲制实例

煲汤 鸽肉鳖甲汤

主料：鳖甲 20 克，当归 6 克，大枣 12 颗，白鸽 1 只。

制作：①鳖甲砸碎，浸洗；大枣去核，当归切片，洗净。②白鸽洗净，先汆水，将所有材料放入煲内煮沸，改用文火煲 3 小时，加食盐调味即可。

适宜人群：妇女因身体虚弱引起月经闭止者，或用于妇女孕前调养。可滋肾益气，散结通经。

蛤蚧

【别名】

蛤蚧为壁虎科动物蛤蚧的干燥体。

蛤解、蛤蟹、大壁虎、仙蟾、对蛤蚧、蛤蛇。

【性味归经】

味咸，性平。归肺经、肾经。

【功能主治】

补肺益肾，纳气定喘，助阳益精。用于虚喘气促，劳嗽咳血，阳痿遗精。

选购技巧

药材性状

呈扁片状，头颈部及躯干部长 9～18 厘米，腹背部宽 6～11 厘米，尾长 6～12 厘米。头略呈扁三角状，两眼多凹陷成窟窿，口内有细齿，生于颚的边缘，无大牙。吻部半圆形，吻鳞不接鼻孔，与鼻鳞相连，上鼻鳞左右各 1 片，中间被额鳞隔开，上唇鳞 12 对，下唇鳞（包括颏鳞）21 片。腹背部呈椭圆形，腹薄。背部呈灰黑色或银灰色，有黄白色或灰绿色斑点散在或密集成不显著的斑纹，脊椎骨及两侧肋骨突起。四足均具 5 趾，除前足第一支趾外，其余均有钩爪；趾间仅具蹼迹，足趾底有吸盘。尾细而坚实，微显骨节，与背部颜色相同，有 7 个明显的银灰色环带。全身有橙红色斑点，密被圆形或多角形微有光泽的细鳞，散有紫褐色疣鳞，腹部鳞片方形，镶嵌排列。气腥，味微咸。

经验鉴别

体干扁片，背有黑斑。爪有吸盘，尾具银环。

真伪鉴别

蛤蚧伪品甚多，同科的壁虎、多疣壁虎、无蹼壁虎，形似蛤蚧但均较小；鬣蜥科的喜山鬣蜥、蜡皮蜥和马鬃蛇科的马鬃蛇，足多呈鸟足状，尾较长，为身长的 1.5～3 倍；蝾螈科的中国瘰螈、红瘰疣螈，多呈条状，肉质，尾较短，趾前 4 后 5。

膳食药材的选购与煲制

规格分等

以体大、肥壮、尾全、不破碎者为佳。有断尾、全尾两种。又分为特装、5 对装、10 对装、20 对装和 30 对装。

特装：全尾，长 9.5 厘米以上。

5 对装：全尾，长 8.5 ~ 9.49 厘米。

10 对装：全尾，长 8 ~ 8.49 厘米。

20 对装：全尾，长 7.5 ~ 7.9 厘米。

30 对装：全尾，长 7 ~ 7.49 厘米。

煲制技巧

应用宜忌

宜 肺肾两虚，气喘咳嗽，虚劳咳嗽，咯血，肾虚阳痿，遗精，小便频数。

忌 外感风寒或实热咳嗽及阴虚火旺者忌服。

注意事项

蛤蚧头、眼睛有毒，服用时必须去除。

用法用量

饮片可用于煲汤、煲粥。每剂 3 ~ 6 克。

煲前处理

洗净，去头，去爪，去鳞，用水洗净，切成块状。

煲制入药

煲汤 随主料一起入锅煲制。武火煲沸，文火煲制。

煲粥 碾成细末，米煮成粥时再加入煲制。

调味品食

可加白糖、蜂蜜调味。

煲制实例

煲汤 鹿角菜蛤蚧水鱼汤

主料：大枣6克，蛤蚧尾1对，甲鱼1只，鹿角菜120克。

制作：甲鱼治净，其余主料洗净，一齐放入煲内，加清水适量，武火煮沸后，文火煲2小时，调味即可。

适宜人群：肺结核、支气管哮喘、肺癌、支气管扩张、颈淋巴结核、淋巴结炎等属肺肾阴虚、虚火上炎者。可清热化痰，养阴润肺。

煲粥 蛤蚧人参粥

主料：蛤蚧4克，人参3克，糯米150克。

制作：①将蛤蚧碾成细末，人参碎成粉末。②糯米淘洗干净，放入锅内，加清水适量，用大火烧开，转用中火慢煮，至米熟烂，将蛤蚧末、人参粉撒入锅内，边撒边搅拌，隔10分钟即可食用。食用时，可加适量白糖或蜂蜜调味。

适宜人群：肺肾两虚之久咳、虚喘、面浮肢肿者。可补肾敛肺。

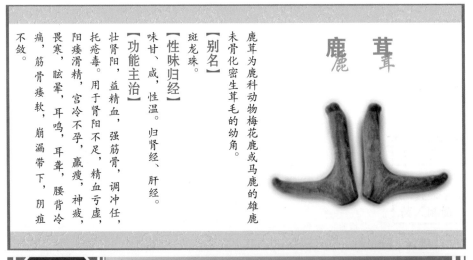

鹿茸

【别名】

斑龙珠。

【性味归经】

味甘、咸，性温。归肾经、肝经。

【功能主治】

壮肾阳，益精血，强筋骨，调冲任，托疮毒。用于肾阳不足，精血亏虚，阳痿滑精，宫冷不孕，羸瘦，神疲，畏寒，眩晕，耳鸣，耳聋，腰背冷痛，筋骨痿软，崩漏带下，阴疽不敛。

鹿茸为鹿科动物梅花鹿或马鹿的雄鹿未骨化密生茸毛的幼角。

选购技巧

药材性状

花鹿茸：呈圆柱状分枝，具一个分枝者习称"二杠"，主枝习称"大挺"，长17～20厘米，锯口直径4～5厘米，离锯口约1厘米处分出侧枝，习称"门庄"，长9～15厘米，直径较大挺略细。外皮红棕色或棕色，多光润，表面密生红黄色或棕黄色细茸毛，上端较密，下端较疏；分岔间具 1 条灰黑色筋脉，皮茸紧贴。锯口黄白色，外围无骨质，中部密布细孔。体轻。气微腥，味微咸。

马鹿茸：较花鹿茸粗大，分枝较多，侧枝一个者习称"单门"，两个者习称"莲花"，三个者习称"三岔"，四个者习称"四岔"，或更多。按产地分为东马鹿茸和西马鹿茸。

东马鹿茸"单门"大挺长 25～27 厘米，直径约 3 厘米。外皮灰黑色，茸毛灰褐色或灰黄色，锯口面外皮较厚，灰黑色，中部密布细孔，质嫩；"莲花"大挺长可达 33 厘米，下部有棱筋，锯口面蜂窝状，小孔稍大；"三岔"皮色深，质较老；"四岔"茸毛粗而稀，大挺下部具棱筋及疙瘩，分枝顶端多无毛，习称"捻头"。

西马鹿茸大挺多不圆，顶端圆扁不一，长 30～100 厘米。表面有棱，多抽缩干瘪，分枝较长且弯曲，茸毛粗长，灰色或黑灰色。锯口色较深，常见骨质。气腥臭，味咸。

经验鉴别

外围无骨质，中部密布细孔，体轻质软富弹性。

真伪鉴别

伪品 1：人造鹿角，由锯末、胶、色素制成圆柱状分枝，外贴其他动物皮而成。外表皮多为灰褐色或灰白色，表面有灰白色或淡土褐色参差不齐的短毛；锯口面呈红褐色或棕褐色胶状，质地紧密，无蜂窝状小孔。用火烧即熔化，发出"吱吱"的响声并冒浓烟，有股胶臭味，久闻令人恶心。

伪品 2：人造鹿茸片，用蛋清、色素、骨块和动物皮毛加工而成。呈类圆形薄片，大小不等，外皮暗灰色，切面光滑不细腻，半透明状，无蜂窝状小孔，具光泽，有的可见骨块片；质重，柔韧性差，易碎裂。

规格分等

花鹿茸以粗壮挺圆，饱满，茸毛柔软、棕黄色，皮色红棕或黑棕褐，有油润光泽者为佳。

马鹿茸以饱满，体轻，茸毛灰白、柔顺而不乱，下部无棱线和骨豆者为佳。

煲制技巧

应用宜忌

宜 肾虚，头晕，耳聋，目暗，阳痿，滑精，宫冷不孕，羸瘦，神疲，畏寒，腰脊冷痛，筋骨痿软，崩漏带下，阴疽不敛，久病虚损。

忌 凡阴虚阳亢、血分有热、胃火盛或肺有痰热及外感热病者均禁服。

注意事项

半空腹时食用最好，饭前、饭后半小时内不宜食用。

用法用量

饮片可用于煲汤、煲粥。每剂 1～2 克。

煲前处理

洗净（过一下水）。

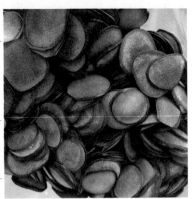

鹿茸片

煲制入药

煲汤 随主料一起入锅煲制。武火煲沸，文火煲制。

煲粥 打成粉，米煮至半熟时再加入一起煲制。

调味品食

可加食盐调味。

煲制实例

煲汤 枸杞鹿茸鲍鱼汤

主料：鹿茸片 3 克，枸杞子 12 克，新鲜鲍鱼 1 只，大枣 4 颗。

制作：①新鲜鲍鱼去壳，去污秽，洗净，切成片状；鹿茸片、枸杞子用水漂洗；大枣去核，洗净。②全部材料放入锅内，加入适量清水，煲制 4 小时，加食盐调味即可。

适宜人群：视力早衰、血气不足、肝肾亏损、头晕眼花、精神疲乏者。可补血强身，益精明目。

煲粥 参茸粥

主料： 鹿茸3克，大米100克。

制作： 鹿茸研末。大米洗净加水，用大火煮沸后加鹿茸末和适量姜片，再用小火煎熬30分钟至熟。

适宜人群： 体弱阳虚、精血不足、夜尿多、手足欠温、血压偏低者。可温肾助阳，益精血。

第十二章
其他类药材

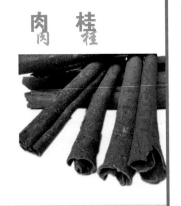

肉桂

肉桂为樟科植物肉桂的树皮。

【别名】

牡桂、桂皮、筒桂、玉桂、辣桂、官桂。

【性味归经】

味辛、甘，性大热。归脾经、肾经、心经、肝经。

【功能主治】

补火助阳，引火归原，散寒止痛，温通经脉。用于阳痿宫冷，腰膝冷痛，肾虚作喘，虚阳上浮，眩晕目赤，心腹冷痛，虚寒吐泻，寒疝腹痛，痛经经闭。

选购技巧

药材性状

呈槽状或卷筒状，长 30～40 厘米，宽或直径 3～10 厘米，厚 0.2～0.8 厘米。外表面灰棕色，稍粗糙，有不规则的细皱纹及横向突起的皮孔，有的可见灰白色的斑纹；内表面红棕色，略平坦，有细纵纹，划之显油痕。质硬而脆，易折断，断面不平坦，外层棕色而较粗糙，内层红棕色而油润，两层间有 1 条黄棕色的线纹。气香浓烈，味甜、辣。

经验鉴别

槽形卷筒，外皮灰棕。质坚而脆，香气芬芳。

真伪鉴别

混淆品：桂皮，为樟科植物天竺桂、阴香、细叶香桂等的树皮，和肉桂外形相似，但较薄，一般厚度在 2 毫米以下，质地硬，不油润，指甲刻划无油

膳食药材的选购与煲制

痕，断面淡棕色，无明显线纹，亦有香气，但较肉桂为淡，味淡，无辣味，仅做调料用。

规格分等

以外表面细致、皮厚体重、不破碎、油性大、香气浓、甜味浓而微辛、嚼之渣少者为佳。

煲制技巧

应用宜忌

宜 肾阳不足，畏寒肢冷，腰肩酸软，阳痿遗精，浮肿尿少。

忌 阴虚火旺者、有出血倾向者及孕妇忌用。

注意事项

入煎剂宜后下。不宜与赤石脂同用。

用法用量

饮片可用于煲汤、煲粥、煲凉茶。每剂1~5克。

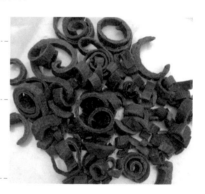

肉桂丝

煲前处理

洗净，切条。

煲制入药

煲汤 随主料一起入锅煲制。武火煲沸，文火煲制。

煲粥 随其他料先煎煮去渣取汁，再加米煲制。

煲凉茶 随其他料水煮，取汁即可。

调味品食

可加食盐、红糖等调味。

煲制实例

煲汤　肉桂羊肉汤

主料：肉桂 4 克，小茴香 5 克，羊肉 500 克。

制作：①将肉桂、小茴香分别洗净，包裹于纱布袋内。②将羊肉洗净，下沸水锅焯一下，捞出洗净切块。③锅内加入适量清水，放入羊肉、纱布袋、料酒、葱段、姜片等，武火烧沸，文火烧煮，煮至羊肉熟烂，拣去纱布袋、葱段、姜片，用食盐调味即成。

适宜人群：脾胃虚寒所致腹部隐痛、消化不良者，以及寒劳虚羸、肾虚阳痿患者。可温肾补阳，暖脾胃。

煲粥　肉桂山楂粥

主料：肉桂 4 克，山楂 12 克，粳米 50 克。

制作：肉桂用水煎煮 20 分钟后，入山楂、粳米同煮成粥，加红糖调味。

适宜人群：老年人肾阳虚弱，症见手足冰凉、怕冷、易患风寒感冒。可补火助阳，益阳消阴。

煲凉茶　肉桂红枣茶

主料：肉桂 2 克，大枣 10 颗，冰糖 15 克。

制作：主料同煮 10 分钟即成。

适宜人群：肾阳不足型失眠症，伴肾阳虚弱、胃痛腹泻者。可温补脾肾，养血安神。

地骨皮

地骨皮为茄科植物枸杞或宁夏枸杞的干燥根皮。

【别名】

杞根、地节、红月坠根、狗奶子根、津骨皮、南骨皮。

【性味归经】

味甘，性寒。归肺经、肝经、肾经。

【功能主治】

凉血除蒸，清肺降火。用于阴虚潮热，骨蒸盗汗，肺热咳嗽，咯血、衄血，内热消渴。

选购技巧

药材性状

干燥根皮为短小的筒状或槽状卷片,大小不一,一般长3~10厘米,宽0.6~1.5厘米,厚约3毫米。外表面灰黄色或棕黄色,粗糙,有错杂的纵裂纹,易剥落。内表面黄白色,较平坦,有细纵纹。质轻脆,易折断,断面不平坦,外层棕黄色,内层灰白色。气微,味微甘而后苦。

经验鉴别

片状卷筒,皮黄内白。栓皮粗糙,手搓起层。

真伪鉴别

伪品1:非药用部位,为枸杞、宁夏枸杞等的非药用部位茎皮。正品入药部位是根皮,呈筒状或槽状;用非药用部位茎皮冒充者,呈板片状或条片状。

伪品2:鹅绒藤,为萝摩科植物鹅绒藤干燥的根皮。呈浅黄棕色,表面光滑或粗糙,常有纵向和横向裂纹。根皮内、外层为浅黄白色,中间层较厚,为棕黄色,呈点状、颗粒状。味淡,嚼之有沙粒感。

伪品3:茎皮,为木犀科植物毛叶探春的干燥根皮,外观虽也呈筒状或槽状,但比正品短,长2~5厘米,宽约1厘米,厚1~3毫米,外表面黄色或棕黄色,有细纵纹,不呈鳞片状脱落,内表面棕黄色或褐色,体较重,质硬而脆,易折断。气浓,味微苦、涩。

规格分等

以块大、肉厚、无木心与杂质者为佳。

煲制技巧

应用宜忌

宜 虚劳潮热盗汗,肺热咳喘,吐血,衄血,血淋,消渴,痈肿,恶疮。

忌 脾胃虚寒及表证未解者禁用。

注意事项

不宜与铁器接触。

用法用量

饮片可用于煲粥、煲凉茶。每剂 9 ~ 15 克。

煲前处理

洗净。

煲制入药

煲粥 先煎煮取汁，再加粳米文火煲制。

煲凉茶 随其他料煮开即可。

调味品食

可加食盐调味。

煲制实例

煲粥 **地骨皮粥**

主料：地骨皮 30 克，桑白皮 15 克，麦冬 15 克，粳米 100 克。

制作：先煎前 3 味药，去渣取汁备用，粳米淘洗干净，放入锅中，并加入熬制好的药汁，用武火煮沸后，转文火续煮成粥即可。

适宜人群：糖尿病患者，症见多饮、身体消瘦。可清肺凉血，生津止渴。

煲凉茶 **百部蓝冬茶**

主料：地骨皮 2 克，百部 3 克，薏苡仁 3 克，麦冬 3 克，百合 3 克，绿茶 5 克。

制作：将前 5 种主料混合，放入锅中，加适量水，煎煮至水沸后，滤渣取汁，冲泡绿茶，即可饮用。也可直接冲饮。

适宜人群：久咳不已、伤津耗气、渐成肺痿、鼻塞项强、咳吐痰涎、胸胁胀满者。可润肺养阴，止咳。

杜仲

【别名】
玉丝皮、丝连皮、丝棉皮。

【性味归经】
味甘，性温。归肝经、肾经。

【功能主治】
补肝肾，强筋骨，安胎。用于肾虚腰痛，筋骨无力，妊娠漏血，胎动不安。

杜仲为杜仲科植物杜仲的干燥树皮。

选购技巧

药材性状

树皮呈扁平的板块状、卷筒状，或两边稍向内卷的块片，大小不一，厚 2 ~ 7 毫米。外表面淡灰棕色或灰褐色，平坦或粗糙，有明显的纵皱纹或不规则的纵裂槽纹，未刮去粗皮者有斜方形横裂皮孔，有时并可见淡灰色地衣斑。内表面暗紫褐色或红褐色，光滑。质脆，易折断，折断面粗糙，有细密银白色并富弹性的橡胶丝相连。气微，味稍苦，嚼之有胶状残余物。

经验鉴别

皮板片状，棕色具裂纹。折断有丝，丝白富弹性。

真伪鉴别

伪品1：红杜仲，为夹竹桃科植物藤杜仲、毛杜仲或红杜仲的树皮。外形呈卷筒状或块状，厚1 ~ 3毫米，比正品薄，外表面黄褐色，内表面黄棕色或红褐色；质脆，易折断，断面也有白色胶丝，但稀疏无弹性，拉之即断；气微，味涩。

伪品2：黄皮杜仲，又称土杜仲，为卫矛科植物丝棉木或云南卫矛等的树皮。外表面灰色或灰褐色，内表面淡黄色，折断面有少量白色胶丝，易拉断。

伪品3：丝棉木皮，为卫矛科植物白杜的树皮。呈卷片或板片状，外表面呈灰黄色或灰黄色与发棕色相间，内表面呈黄白色。质稍脆，折断时有白色棉絮状细胶丝，胶丝无弹性，稍拉即断。

规格分等

以皮厚而大、粗色刮净、内表面色暗紫、断面银白色橡胶丝多者为佳。

特等：整张长 70 ~ 80 厘米，宽 50 厘米以上，厚 0.7 厘米以上，碎片不超过 10% 。

一等：整张长 40 厘米以上，宽 40 厘米以上，厚 0.5 厘米以上，碎片不超过 10% 。

二等：整张长 40 厘米以上，宽 30 厘米以上，厚 0.3 厘米以上，碎片不超过 10% 。

三等：不符合特等、一等、二等标准。最薄不小于 0.2 厘米。

煲制技巧

应用宜忌

宜 中老年人肾气不足，腰膝疼痛，腿脚软弱无力，小便余沥；妇女体质虚弱，肾气不固，胎漏欲堕；小儿行走过迟，两下肢无力；高血压。

忌 阴虚火旺者慎用。

用法用量

饮片可用于煲汤、煲粥。每剂 6 ~ 10 克。

煲前处理

洗净即可。

煲制入药

煲汤 随主料一起入锅煲制。武火煲沸，文火煲制。

煲粥 与其他料先煎煮去渣取汁，再加米煲制。

调味品食

可加食盐、白糖等调味。

煲制实例

煲汤　杜仲牛尾汤

主料：杜仲9克，花生27克，牛尾1条。

制作：①花生洗净，浸泡；杜仲洗净，掰成小块；牛尾处理干净，放沸水中煮沸10分钟，再洗净，切段。②全部主料与生姜放进瓦煲内，加清水3升，武火煲沸后改为文火煲约3小时，调味即成。

适宜人群：筋骨不健、腰膝酸软者。可补肝肾，强筋骨。

煲粥　桂枝杜仲粥

主料：杜仲9克，桂枝4.5克，薏苡仁30克。

制作：先把杜仲、桂枝加水煎煮取汁，再加薏苡仁煮成稀粥，加入白糖调味即可。

适宜人群：皮损累及关节，关节肿胀疼痛，活动受限，以至僵硬畸形，弯曲不能伸直，舌质暗、有瘀斑瘀点，脉涩者。可温经通络，除湿化瘀。

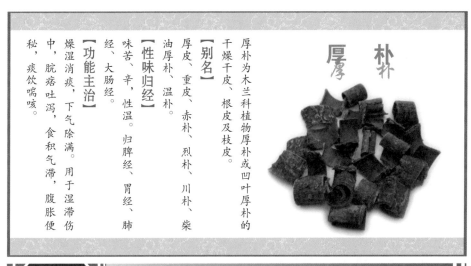

厚朴

厚朴为木兰科植物厚朴或凹叶厚朴的干燥干皮、根皮及枝皮。

【别名】

厚皮、重皮、赤朴、烈朴、川朴、柴油厚朴、温朴。

【性味归经】

味苦、辛，性温。归脾经、胃经、肺经、大肠经。

【功能主治】

燥湿消痰，下气除满。用于湿滞伤中，脘痞吐泻，食积气滞，腹胀便秘，痰饮喘咳。

选购技巧

药材性状

干皮：呈卷筒状或双卷筒状，长30～35厘米，厚2～7毫米，习称"筒朴"；近根部的干皮一端展开如喇叭口，习称"靴筒朴"。外表面灰棕色或灰褐色，粗糙，栓皮呈鳞片状，较易剥落；内表面紫棕色或深紫褐色，具细密纵纹，划之显油痕。质坚硬，不易折断。断面颗粒性，有油性，有的可见多数小亮星。气香，味辛辣、微苦。

根皮（根朴）：呈单筒状或不规则块片；有的弯曲似鸡肠，习称"鸡肠朴"。质硬，较易折断，断面纤维性。

枝皮（枝朴）：呈单筒状，长 10~20 厘米，厚 0.1~0.2 厘米。质脆，易折断，断面纤维性。

经验鉴别

厚朴卷筒，表皮灰褐。皮孔横生，气味辛香。

真伪鉴别

伪品 1：黄杞皮，为胡桃科植物黄杞的干燥树皮，外观呈双卷筒、不规则片状。外表面粗糙，有纵裂纹，表面为棕色或棕黑色。内表皮呈棕褐色，用指甲划之不显油痕；质脆，易折断；气微，味淡，无正品的芳香气味，味苦、涩。

伪品 2：大泡通，为五加科植物白背鹅掌柴的干燥树皮。呈卷筒状，长约70 厘米，厚约 0.4 厘米。外表面灰棕色，有纵皱纹和灰白色栓皮及棕色点状皮孔，皮孔径 1 毫米以下；内表面棕黑色，平滑，有细纵纹理，划之不显油痕。质硬，不易折断。气微，味微苦，经姜制后有辛味。

规格分等

以皮厚、肉细、油性大、断面紫棕色、有小亮星、气味浓厚者为佳。

煲制技巧

应用宜忌

宜 食积气滞，腹胀便秘，湿阻中焦，脘痞吐泻，痰壅气逆，胸满喘咳。

忌 气虚、津伤血枯者禁服。虚胀、寒胀者及孕妇慎服。

用法用量

饮片可用于煲汤、煲粥。每剂 3~10 克。

煲前处理

洗净即可。

煲制入药

煲汤 随主料一起入锅煲制。武火煲沸，文火煲制。

煲粥 与其他料先煎煮去渣取汁，再加米煲制。

调味品食

可加食盐调味。

煲制实例

煲汤 猪肚瘦肉厚朴汤

主料：猪肚 250 克，猪瘦肉 150 克，大枣 40 克，薏苡仁 15 克，厚朴 12 克。

制作：①猪肚洗净；②猪肚、大枣、薏苡仁、厚朴及猪瘦肉入煲内，放水 4 碗，煲 4 小时，即可饮用。

适宜人群：舌苔腻厚、脾胃湿滞、胃病初愈、便秘者。可开胃消食。

煲粥 白术厚朴肉蔻粥

主料：厚朴 9 克，白术 10 克，肉豆蔻 7 克，粳米 100 克。

制作：将三味药材一起放入锅内，加水煮沸 20 分钟，滤取汁液，放入粳米，用文火熬煮成稠粥即可。

适宜人群：寒湿困脾型慢性腹泻者。可温中健脾燥湿。

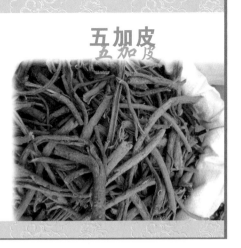

五加皮
五加皮

五加皮为五加科植物细柱五加的干燥根皮。

【别名】
南五加皮、刺五加、刺五甲。

【性味归经】
味辛、苦，性温。归肝经、肾经。

【功能主治】
祛风除湿，补益肝肾，强筋壮骨，利水消肿。用于风湿痹痛，筋骨痿软，小儿行迟，体虚乏力，水肿，脚气。

选购技巧

药材性状

呈不规则卷筒状，长 5 ~ 15 厘米，直径 0.4 ~ 1.4 厘米，厚约 0.2 厘米。外表面灰褐色，有稍扭曲的纵皱纹及横长皮孔；内表面淡黄色或灰黄色，有细纵纹。体轻，质脆，易折断，断面不整齐，灰白色。气微香，味微辣而苦。

经验鉴别

筒状不规，栓皮剥落。刺毛棕褐，质脆纹细。

真伪鉴别

伪品：香加皮，呈卷筒状或槽状，少数呈不规则的块片状，长 3 ~ 10 厘米，直径 1 ~ 2 厘米，厚 2 ~ 4 毫米；外表面灰棕色或黄棕色，栓皮松软，常呈鳞片状，易剥落，内表面淡黄色或淡黄棕色，较平滑，有细纵纹；体轻，质脆，易折断，断面不整齐，黄白色；闻之有特异香气，口尝味苦。

规格分等

以粗长、皮厚、整齐、无木心者为佳。湖北产者为优。

煲制技巧

应用宜忌

宜 风寒湿痹，腰膝疼痛，筋骨痿软。

忌 阴虚火旺者慎服。

用法用量

饮片可用于煲汤、煲粥。每剂 5 ~ 10 克。

煲前处理

洗净，切条。

煲制入药

煲汤 随主料一起入锅煲制。武火煲沸，文火煲制。

煲粥 随其他料先煎煮取汁，再加米煲制。

调味品食

可加食盐调味。

煲制实例

煲汤　五加皮牛肉汤

主料：五加皮9克，黑豆27克，牛大力60克，大枣（去核）6颗，牛肉150克。

制作：①牛肉洗净，切小块；五加皮、牛大力用纱布包好。②黑豆、大枣同牛肉一齐放入砂锅中，加清水1升煮至牛肉熟烂，再入五加皮、牛大力，用文火煲2小时，加入食盐调味即可。

适宜人群：头晕目眩、手足麻木、形寒肢冷、面色少华、口淡、舌淡红、苔薄白、脉细缓者。可养血祛风，舒筋通络，除痹止痛。

煲粥　赤芍五加皮粥

主料：五加皮、骨碎补、土鳖虫各9克，赤芍12克，大米100克。

制作：①将五加皮、骨碎补、土鳖虫、赤芍洗净，放入锅中，加水煎煮取汁；大米淘洗干净，捞出沥干备用。②坐锅点火，加入适量清水，先下入大米、药汁，用中火煮至粥将成，再加入食盐搅拌均匀，略煮片刻，即可出锅食用。

适宜人群：骨折患者，应用于骨折中期辅助治疗。可活血去瘀，强健筋骨。

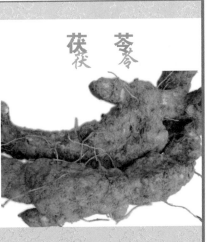

茯苓为多孔菌科真菌茯苓的干燥菌核。

【别名】

茯菟、松腴、茯灵、芸苓、松薯、松苓、松木薯、玉苓。

【性味归经】

味甘、淡，性平。归心经、脾经、肺经、肾经。

【功能主治】

利水渗湿，健脾宁心。用于水肿尿少，痰饮眩悸，脾虚食少，便溏泄泻，心神不安，惊悸失眠。

茯苓

选购技巧

药材性状

整的茯苓呈类圆形、椭圆形、扁圆形或不规则团块，大小不一。外皮薄，棕褐色或黑棕色，粗糙，具皱纹和缢缩，有时部分剥落。质坚实，破碎面颗粒状，近边缘淡红色，有细小蜂窝样孔洞，内部白色，少数淡红色。有的中间抱有松根，习称茯神块。气微，味淡，嚼之粘牙。

经验鉴别

茯苓块状，大小悬殊。皮灰肉白，质实细腻。菌核块状，皮灰肉白。赤苓淡红，白苓如雪。

真伪鉴别

市场上有用茯苓粉末加黏合剂包埋松木块而冒充"茯神"出售者。还有用淀粉加工伪制的茯苓片，其切面白色，细腻，无颗粒感，遇稀碘液变蓝色。

规格分等

以体重坚实、外皮色棕褐、皮纹细、无裂隙、断面白色细腻、粘牙力强者为佳。分为茯苓个、茯苓块、茯苓片。

茯苓个分等：

一等：呈不规则圆球形或块状，表面黑褐色或棕褐色，体坚实、皮细，断面白色，味淡，大小扁圆不分。

二等：体轻泡、皮粗、质松，断面白色至黄赤色，味淡，间有皮沙、水锈、破块、破伤。

煲制技巧

应用宜忌

宜 小便不利，水肿胀满，痰饮咳逆，呕吐，脾虚食少，泄泻，心悸不安，失眠健忘，遗精白浊。

忌 阴虚而无湿热、虚寒滑精、气虚下陷者慎服。

用法用量

饮片可用于煲汤、煲粥。每剂 10 ~ 15 克。

煲前处理

洗净，可稍压碎成粉。

煲制入药

煲汤 随主料一起入锅煲制。武火煲沸，文火煲制。

煲粥 随主料一起入锅煲制，或将打成粉的茯苓在粥将煮成时加入。

调味品食

可加食盐、糖等调味。

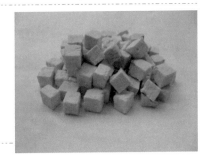

茯苓块

煲制实例

煲汤 **党参茯苓鸡汤**

主料：党参15克，炒白术5克，茯苓10克，炙甘草5克，鸡腿2只。

制作：①鸡腿洗净，剁成小块；其他主料洗净。②锅中放入适量水煮开，放入鸡腿及药材、姜片，转小火煮至熟，调入食盐即可。

适宜人群：脾肾亏虚引起纳差、腹胀、便溏、乏力者。可健胃和胃，补肾益精。

煲粥 **茯苓山药大枣粥**

主料：茯苓15克，大枣（干）15克，山药（干）20克，粳米50克。

制作：大枣去核，与茯苓、山药、粳米同煮成粥，加红糖调味即可。

适宜人群：小儿脾胃气虚、食少便溏、体倦乏力者。可健运脾胃，渗湿止泻。

昆布

昆布为海带科植物海带或翅藻科植物昆布的干燥叶状体。

【别名】 海带、海昆布、江白菜。

【性味归经】 味咸，性寒。归肝经、胃经、肾经。

【功能主治】 消痰软坚散结，利水消肿。用于瘿瘤，瘰疬，睾丸肿痛，痰饮水肿。

选购技巧

药材性状

海带：卷曲折叠成团状，或缠结成把。全体呈黑褐色或绿褐色，表面附有白霜。用水浸软则膨胀成扁平长带状，长 50～150 厘米，宽 10～40 厘米，中部较厚，边缘较薄而呈波状。类革质，残存柄部扁圆柱状。气腥，味咸。

昆布：呈卷曲皱缩成不规则团状。全体呈黑色，较薄。用水浸软则膨胀呈扁平的叶状，长宽为 16～26 厘米，厚约 1.6 毫米；两侧呈羽状深裂，裂片呈长舌状，边缘有小齿或全缘。质柔滑。

经验鉴别

海带片长，肉厚全绿。昆布扁圆，裂片羽状。

真伪鉴别

混淆品 1：鹅肠菜，为萱藻科植物鹅肠菜的叶状体。全体绿褐色或黑褐色，表面被白色盐霜，质薄而脆。用水浸软后展开呈长带形，完整者长 10～40 厘米，宽 1～2.5 厘米。柄部短小，叶面狭长，两端渐尖，顶端常腐溃，全缘或有波状皱褐纹，表面平滑，有鼓起的水泡。质薄柔滑，易剥离成两层。气腥，味咸。

混淆品 2：海白菜，为石莼科植物石莼的叶状体。全体淡绿色、黄绿色或黄白色。表面稍有白色盐霜，薄纸质，松软易破碎，投入水中展开较快，呈不规则膜状薄片，透明或半透明，大小不等，多已破碎不完整，有的可见盘状的固着器。气腥，味淡、微咸。

规格分等

以整齐、质厚、无杂质者为佳。

煲制技巧

应用宜忌

宜 瘿瘤，瘰疬，睾丸肿痛，痰饮水肿。

忌 脾胃虚寒、阳虚水肿及寒痰凝滞者不宜用。

注意事项

不宜与甘草同用。

用法用量

饮片可用于煲汤、煲粥。每剂 6 ~ 12 克。

煲前处理

洗净，浸泡一会儿。

煲制入药

煲汤 随主料一起入锅煲制。武火煲沸，文火煲制。

煲粥 随主料一起入锅煲制。

调味品食

可加食盐、白糖等调味。

煲制实例

煲汤 麦冬昆布乌鸡汤

主料：麦冬 15 克，昆布 100 克，乌鸡 1 只。

制作：①乌鸡处理干净，斩块，氽去血水；昆布、麦冬洗净，切段。②锅中注水煮沸，放入全部主料，大火煮沸后，再小火慢炖 2 小时，加食盐调味即可。

适宜人群：贫血、肺燥干咳、阴虚内热者。可养心固肾，清热润肺。

煲粥　昆布粥

主料：昆布 12 克，猪瘦肉 50 克，粳米 100 克。

制作：全部主料同煮粥，用食盐（或白糖）调味即可。

适宜人群：高血压、动脉硬化、慢性支气管炎、咳喘患者。可软坚，降压，利尿。

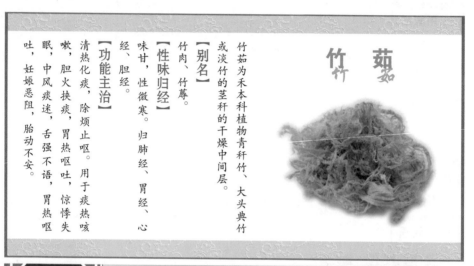

竹茹

竹茹为禾本科植物青秆竹、大头典竹或淡竹的茎秆的干燥中间层。

【别名】

竹肉、竹蓐。

【性味归经】

味甘，性微寒。归肺经、胃经、心经、胆经。

【功能主治】

清热化痰，除烦止呕。用于痰热咳嗽，胆火挟痰，胃热呕吐，惊悸失眠，中风痰迷，舌强不语，胃热呕吐，妊娠恶阻，胎动不安。

▌选购技巧

药材性状

呈卷曲成团的不规则丝条或长条形薄片状。宽窄厚薄不等，浅绿色、黄绿色或黄白色。纤维性，体轻松，质柔软，有弹性。气微，味淡。

真伪鉴别

呈淡黄白色、浅绿色、灰黄色或者灰黄绿色等，质柔软，混入木屑的伪劣品握之有刺手感。

规格分等

以丝细均匀、干燥、色绿、质柔软、有弹性者为佳。

◆煲制技巧◆

应用宜忌

宜 痰热咳嗽，胆火挟痰，烦热呕吐，惊悸失眠，中风痰迷，舌强不语，胃热呕吐，妊娠恶阻，胎动不安。

忌 胃寒呕吐及感寒挟食作呕者忌用。

注意事项

一般祛痰多生用，止呕多姜汁炒用。

用法用量

饮片可用于煲粥、煲凉茶。每剂 5 ~ 10 克。

煲前处理

洗净即可。

煲制入药

煲粥 与其他料先煎煮取汁，再加米煲制。

煲凉茶 用开水浸泡即可。

调味品食

可加食盐调味。

煲制实例

煲粥　**鲜芦根竹菇粥**

主料：鲜芦根 60 克，竹茹 9 克，粳米 50 克。

制作：①鲜芦根、竹茹洗净，放入锅中，加水煎煮取汁。②粳米洗净，加水适量，煮成稀粥，加入鲜芦根、竹茹药汁，以文火煮 15 分钟左右，用食盐调味食用。

适宜人群：因高热引起口渴、心烦、胃热呕吐或呃逆不止者，妊娠恶阻、肺痈、痰热咳喘、咳吐脓性浊痰者。可清热除烦，生津止呕。

煲凉茶 柿蒂竹茹茶

主料：竹茹5克，柿蒂5个，茶叶10克。

制法：将柿蒂捣碎，与竹茹研为粗末，连同绿茶一起置入茶杯中，以沸水冲泡，加盖闷泡20分钟即可饮用。

适宜人群：呃逆患者，症见呃声沉缓有力、胸中满闷、厌食冷物、饮食减少、呕吐痰涎。可降气和胃止呃。

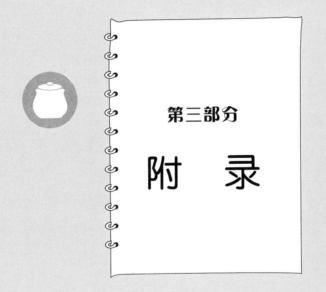

第三部分

附　录

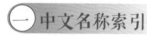

一 中文名称索引

二 常见膳食药材功效一览表

（一） 补益药

分类	品名	性味	归经	用量	功效	页码
补气药	人参	甘、微苦，微温	脾经、肺经、心经、肾经	3～9克	大补元气，复脉固脱，补脾益肺，生津养血，安神益智	84
	山药	甘，平	脾经、肺经、肾经	15～30克	补脾养胃，生津益肺，补肾涩精	66
	太子参	甘、微苦，平	脾经、肺经	9～30克	益气健脾，生津润肺	61
	甘草	甘，平	心经、肺经、脾经、胃经	2～10克	补脾益气，清热解毒，祛痰止咳，缓急止痛，调和诸药	71
	白术	苦、甘，温	脾经、胃经	6～12克	健脾益气，燥湿利水，止汗，安胎	88
	西洋参	甘、微苦，凉	心经、肺经、肾经	3～6克	补气养阴，清热生津	27
	党参	甘，平	脾经、肺经	9～30克	健脾益肺，养血生津	44
	黄芪	甘，微温	肺经、脾经	9～30克	补气升阳，固表止汗，利水消肿，生津养血，行滞通痹，托毒排脓，敛疮生肌	63
	黄精	甘，平	脾经、肺经、肾经	9～15克	补气养阴，健脾，润肺，益肾	75
	绞股蓝	苦、微甘，凉	肺经、脾经、肾经	15～30克	清热，补虚，解毒	218
	白扁豆	甘，微温	脾经、胃经	9～15克	健脾化湿，和中消暑	175

（续上表）

分类	品名	性味	归经	用量	功效	页码
补血药	龙眼肉	甘，温	心经、脾经	9～15克	补益心脾，养血安神	171
	白芍	苦、酸，微寒	肝经、脾经	6～15克	养血调经，敛阴止汗，柔肝止痛，平抑肝阳	42
	当归	甘、辛，温	肝经、心经、脾经	6～12克	补血活血，调经止痛，润肠通便	37
	何首乌	苦、甘、涩，微温	肝经、心经、肾经	3～6克	解毒，消痈，截疟，润肠通便	56
	阿胶	甘，平	肺经、肝经、肾经	3～9克	补血滋阴，润燥，止血	228
	熟地黄	甘，微温	肝经、肾经	9～15克	补血滋阴，益精填髓	54
补阳药	巴戟天	甘、辛，微温	肾经、肝经	3～10克	补肾阳，强筋骨，祛风湿	25
	杜仲	甘，温	肝经、肾经	6～10克	补肝肾，强筋骨，安胎	245
	鹿茸	甘、咸，温	肾经、肝经	1～2克	壮肾阳，益精血，强筋骨，调冲任，托疮毒	236
	益智	辛，温	脾经、肾经	3～10克	温脾止泻摄唾，暖肾缩尿固精	148
	蛤蚧	咸，平	肺经、肾经	3～6克	补肺益肾，纳气定喘，助阳益精	234
补阴药	女贞子	甘、苦，凉	肝经、肾经	6～12克	滋补肝肾，明目乌发	134
	天冬	甘、苦，寒	肺经、肾经	6～12克	养阴润燥，清肺生津	59
	玉竹	甘，微寒	肺经、胃经	6～12克	养阴润燥，生津止渴	69
	百合	甘，寒	心经、肺经	6～12克	养阴润肺，清心安神	73
	麦冬	甘、微苦，微寒	心经、肺经、胃经	6～12克	养阴生津，润肺清心	49
	北沙参	甘、微苦，微寒	肺经、胃经	5～12克	养阴清肺，益胃生津	39
	枸杞子	甘，平	肝经、肾经	6～12克	滋补肝肾，益精明目	125
	鳖甲	咸，微寒	肝经、肾经	9～24克	滋阴潜阳，退热除蒸，软坚散结	232
	桑椹	甘、酸，寒	心经、肝经、肾经	9～15克	滋阴补血，生津润燥	143

（二） 解表药

分类	品名	性味	归经	用量	功效	页码
发散风寒药	白芷	辛，温	胃经、大肠、肺经	3～10克	解表散寒，祛风止痛，宣通鼻窍，燥湿止带，消肿排脓	30
	紫苏叶	辛，温	肺经、脾经	5～10克	解表散寒，行气和胃	183
发散风热药	薄荷	辛，凉	肺经、肝经	3～6克	疏散风热，清利头目，利咽，透疹，疏肝行气	213
	牛蒡子	辛、苦，寒	肺经、胃经	6～12克	疏散风热，宣肺透疹，解毒利咽	138
	菊花	甘、苦，微寒	肺经、肝经	5～10克	散风清热，平肝明目，清热解毒	197
	葛根	甘、辛，凉	脾经、胃经、肺经	10～15克	解肌退热，生津止渴，透疹，升阳止泻，通经活络，解酒毒	34
	桑叶	甘、苦，寒	肺经、肝经	5～10克	疏散风热，清肺润燥，清肝明目	181
	升麻	辛、微甘，微寒	肺经、脾经、胃经、大肠经	3～10克	发表透疹，清热解毒，升举阳气	95

（三） 清热药

分类	品名	性味	归经	用量	功效	页码
清热泻火药	决明子	甘、苦、咸，微寒	肝经、大肠经	9～15克	清热明目，润肠通便	151
	知母	苦、甘，寒	肺经、胃经、肾经	6～12克	清热泻火，滋阴润燥	102
	栀子	苦，寒	心经、肺经、三焦经	6～10克	泻火除烦，清热利湿，凉血解毒	127

分类	品名	性味	归经	用量	功效	页码
清热泻火药	夏枯草	辛、苦，寒	肝经、胆经	9～15克	清肝泻火，明目，散结消肿	203
	芦根	甘，寒	肺经、胃经	15～30克	清热泻火，生津止渴，除烦，止呕，利尿	80
	布渣叶	微酸，凉	脾经、胃经	15～30克	消食化滞，清热利湿	187
	淡竹叶	甘、淡，寒	心经、胃经、小肠经	6～10克	清热泻火，除烦止渴，利尿通淋	191
清热解毒药	金银花	甘，寒	肺经、心经、胃经	6～15克	清热解毒，疏散风热	194
	鱼腥草	辛，微寒	肺经	15～25克	清热解毒，消痈排脓，利尿通淋	211
	青果	甘、酸，平	肺经、胃经	5～10克	清热解毒，利咽，生津	123
	马齿苋	酸，寒	肝经、大肠经	9～15克	清热解毒，凉血止血，止痢	209
清热凉血药	生地黄	甘，寒	心经、肝经、肾经	10～15克	清热凉血，养阴生津	54
	地骨皮	甘，寒	肺经、肝经、肾经	9～15克	凉血除蒸，清肺降火	242

（四）泻下药

分类	品名	性味	归经	用量	功效	页码
攻下药	大黄	苦，寒	脾经、胃经、大肠经、肝经、心包经	3～15克	泻下攻积，清热泻火，凉血解毒，逐瘀通经，利湿退黄	97
润下药	火麻仁	甘，平	脾经、胃经、大肠经	10～15克	润肠通便	114
	郁李仁	辛、苦、甘，平	脾经、大肠经、小肠经	6～10克	润肠通便，下气利水	179

（五） 祛风湿药

分类	品名	性味	归经	用量	功效	页码
祛风湿散寒药	木瓜	酸，温	肝经、脾经	6～9 克	舒筋活络，和胃化湿	112
祛风湿强筋骨药	五加皮	辛、苦，温	肝经、肾经	5～10 克	祛风除湿，补益肝肾，强筋壮骨，利水消肿	249
	乌梢蛇	甘，平	肝经	6～12 克	祛风，通络，止痉	223

（六） 化湿药

分类	品名	性味	归经	用量	功效	页码
芳香化湿药	砂仁	辛，温	脾经、胃经、肾经	3～6 克	化湿开胃，温脾止泻，理气安胎	129
	广藿香	辛，微温	脾经、胃经、肺经	3～10 克	芳香化浊，和中止呕，发表解暑	216
	厚朴	苦、辛，温	脾经、胃经、肺经、大肠经	3～10 克	燥湿消痰，下气除满	247

（七） 利水渗湿药

分类	品名	性味	归经	用量	功效	页码
利水消肿药	茯苓	甘、淡，平	心经、肺经、脾经、肾经	10～15 克	利水渗湿，健脾，宁心	251
	薏苡仁	甘、淡，凉	脾经、胃经、肺经	9～30 克	利水渗湿，健脾止泻，除痹，排脓，解毒散结	166
	赤小豆	甘、酸，平	心经、小肠经	9～30 克	利水消肿，解毒排脓	155

（续上表）

分类	品名	性味	归经	用量	功效	页码
利尿通淋药	车前子	甘，寒	肝经、肾经、肺经、小肠经	9～15克	清热利尿通淋，渗湿止泻，明目，祛痰	168
	车前草	甘，寒	肝经、肾经、肺经、小肠经	9～30克	清热利尿通淋，祛痰，凉血，解毒	220

（八） 温里药

品名	性味	归经	用量	功效	页码
吴茱萸	辛、苦，热；有小毒	肝经、脾经、胃经、肾经	2～5克	散寒止痛，降逆止呕，助阳止泻	132
肉桂	辛、甘，大热	肾经、脾经、心经、肝经	1～5克	补火助阳，引火归原，散寒止痛，温通经脉	240

（九） 消食药

品名	性味	归经	用量	功效	页码
山楂	酸、甘，微温	脾经、胃经、肝经	9～12克	消食健胃，行气散瘀，化浊降脂	107
莱菔子	辛、甘，平	肺经、脾经、胃经	5～12克	消食除胀，降气化痰	159
鸡内金	甘，平	脾经、胃经、小肠、膀胱经	3～10克	健胃消食，涩精止遗，通淋化石	230
麦芽	甘，平	脾经、胃经	10～15克	行气消食，健脾开胃，回乳消胀	118

（十）理气药

品名	性味	归经	用量	功效	页码
枳壳	苦、辛、酸、微寒	脾经、胃经	3～10克	理气宽中，行滞消胀	136
陈皮	苦、辛，温	肺经、脾经	3～10克	理气健脾，燥湿化痰	145
薤白	辛、苦，温	心经、肺经、胃经、大肠经	5～10克	通阳散结，行气导滞	82
佛手	辛、苦、酸，温	肝经、脾经、胃经、肺经	3～10克	疏肝理气，和胃止痛，燥湿化痰	116

（十一）活血化瘀药

分类	品名	性味	归经	用量	功效	页码
活血止痛药	川芎	辛，温	肝经、胆经、心包经	3～10克	活血行气，祛风止痛	90
活血调经药	红花	辛，温	心经、肝经	3～10克	活血通经，散瘀止痛	206
	桃仁	苦、甘，平	心经、肝经、大肠经	5～10克	活血祛瘀，润肠通便，止咳平喘	157
	牛膝	苦、甘、酸，平	肝经、肾经	5～12克	逐瘀通经，补肝肾，强筋骨，利尿通淋，引血下行	47

（十二） 止咳化痰平喘药

分类	品名	性味	归经	用量	功效	页码
化痰药	桔梗	苦、辛，平	肺经	3～10 克	宣肺，利咽，祛痰，排脓	32
	川贝母	苦、甘，微寒	肺经、心经	3～10 克	清热润肺，化痰止咳，散结消痈	104
	竹茹	甘，微寒	肺经、胃经、心经、胆经	5～10 克	清热化痰，除烦，止呕	256
止咳平喘药	杏仁	苦，微温；有小毒	肺经、大肠经	5～10 克	降气止咳平喘，润肠通便	177
	白果	甘、苦、涩，平；有毒	肺经、肾经	5～10 克	敛肺定喘，止带缩尿	173
	罗汉果	甘，凉	肺经、大肠经	9～15 克	清热润肺，利咽开音，滑肠通便	120
	昆布	咸，寒	肝经、胃经、肾经	6～12 克	消痰软坚散结，利水消肿	254

（十三） 安神药

分类	品名	性味	归经	用量	功效	页码
养心安神药	酸枣仁	甘、酸，平	肝经、胆经、心经	10～15 克	养心补肝，宁心安神，敛汗，生津	164

（十四）平肝息风药

分类	品名	性味	归经	用量	功效	页码
平肝潜阳药	罗布麻叶	甘、苦，凉	肝经	6～12 克	平肝安神，清热利水	185
息风止痉药	天麻	甘，平	肝经	3～10 克	息风止痉，平抑肝阳，祛风通络	99
	牡蛎	咸，微寒	肝经、胆经、肾经	9～30 克	重镇安神，潜阳补阴，软坚散结	225

（十五）止血药

分类	品名	性味	归经	用量	功效	页码
凉血止血药	白茅根	甘，寒	肺经、胃经、膀胱经	9～30 克	凉血止血，清热利尿	78
	茜草	苦，寒	肝经	6～10 克	凉血，祛瘀，止血，通经	92
	槐花	苦，微寒	肝经、大肠经	5～10 克	凉血止血，清肝泻火	199
	荷叶	苦，平	肝经、脾经、胃经	3～10 克	清暑化湿，升发清阳，凉血止血	189
化瘀止血药	三七	甘、微苦，温	肝经、胃经	3～9 克	散瘀止血，消肿定痛	51
	蒲黄	甘，平	肝经、心包经	5～10 克	止血，化瘀，通淋	201

（十六） 收涩药

分类	品名	性味	归经	用量	功效	页码
敛肺涩肠药	乌梅	酸、涩，平	肝经、脾经、肺经、大肠经	6～12 克	敛肺，涩肠，生津，安蛔	109
固精缩尿止带药	莲子	甘、涩，平	脾经、肾经、心经	6～15 克	补脾止泻，止带，益肾涩精，养心安神	162
	芡实	甘、涩，平	脾经、肾经	9～15 克	益肾固精，补脾止泻，除湿止带	153
	金樱子	酸、甘、涩，平	肾经、膀胱经、大肠经	6～12 克	固精缩尿，固崩止带，涩肠止泻	141

三 中药配伍禁忌

中药的配伍禁忌，主要有"相反"和"相畏"两种情况。两种药物同用，能产生毒性或副作用，谓之"相反"；两种药物同用，药物之间能产生互相抑制的作用，谓之"相畏"。对于中药的配伍禁忌，有"十八反"和"十九畏"之说。

十八反：乌头反贝母、瓜蒌、半夏、白及、白蔹；甘草反甘遂、大戟、海藻、芫花；藜芦反人参、丹参、玄参、沙参、细辛、芍药。

十九畏：硫黄畏朴硝，水银畏砒霜，狼毒畏密陀僧，巴豆畏牵牛子，丁香畏郁金，川乌、草乌畏犀角（已禁用），牙硝畏三棱，官桂畏赤石脂，人参畏五灵脂。

一般来说，对于"十八反"和"十九畏"涉及的药物，若无充分根据和应用经验，仍须避免盲目配合应用。

四 服用中药的饮食禁忌

俗话说"吃药不忌口，坏了大夫手"，为了确保中药能够更好地发挥治疗作用，应按照中医理论合理地服用中药，遵从医嘱并注意饮食，不宜食用以下食物。

① 鱼鲜

此类食物包括淡水鱼、海鱼等，其多咸寒而腥，含有异性蛋白，部分患者容易发生过敏，从而加重病情。此类食物还可能与中药成分发生反应，影响药效。

② 油炸物

此类食物包括油煎、油炸的食物。这类食物油腻且有损脾胃健运，可加重体内的燥热，引起上火，甚至会引起内分泌失调，从而影响中药对身体的调理作用。

③ 辛辣物

此类食物包括葱、蒜、生姜、辣椒等，多辛热，若过多食用易生痰动火，加重上火症状，从而抵消清热凉血及滋阴类药物的功效，故热证患者不宜食用。

④ 发物

此类食物为动风生痰助火之品，不同疾病，其"发"有异，如肝阳上亢、肝风内动者不宜吃公鸡肉、猪头肉，疔、疖、疮、痈等皮肤疾病患者不宜吃香蕈、蘑菇、笋、公鸡肉、猪头肉、母猪肉，肠胃病患者不宜吃南瓜等。

⑤ 生冷物

此类食物性多寒凉，主要作用为清热解渴，故适合热证疾病患者，但易影响胃肠功能，因此虚寒体质者及胃肠病患者不宜食用。

⑥ 萝卜

萝卜有消食、破气等功效，因此服用人参、黄芪等滋补类中药时，吃萝卜会降低药效。

⑦ 酒

酒精会与某些中药发生反应，轻则影响药性，重则加重病情，而且喝酒还会麻痹神经，延误病情，因此无论是否在喝中药，都应尽量少喝或者不喝酒。

⑧ 浓茶

浓茶含有大量的鞣酸，可与中药中的蛋白质、生物碱、重金属盐等产生沉淀，影响药物有效成分的吸收，同时对蛋白质等营养物质的吸收也有影响。

⑨ 糯米

糯米等食物不易消化，多食会增加肠胃负担，故正在服用健脾养胃类中药的人应少吃；胃肠功能已经减退的老年人，多吃这类食物会导致肠胃不堪重负。

以上禁忌并非绝对，临床上不可拘泥，患者应谨遵医嘱，合理饮食。

主要
参考文献

[1] 国家药典委员会. 中华人民共和国药典：2020 版：一部[S]. 北京：中国医药科技出版社，2020.

[2] 钟赣生. 中药学[M]. 4 版. 北京：中国中医药出版社，2019.

[3] 中华本草编委会. 中华本草[M]. 上海：上海科学技术出版社，1999.

[4] 南京中医药大学. 中药大辞典[M]. 上海：上海科学技术出版社，2006.

[5] 谢梦洲，朱天民. 中医药膳学[M]. 3 版. 北京：中国中医药出版社，2019.

[6] 王者悦. 中国药膳大辞典[M]. 北京：中医古籍出版社，2017.

[7] 朱圣和. 中国药材商品学[M]. 北京：人民卫生出版社，1990.

[8] 周小江，郑玉光. 中国药材商品学[M]. 北京：人民卫生出版社，2020.

[9] 佘自强. 煲好汤：24 节气广东靓汤轻松学[M]. 北京：化学工业出版社，2018.

[10] 头啖汤美食酒家. 广东靓汤[M]. 广州：广东人民出版社，2020.

[11] 梁绮玲. 煲粥：鲜香惹味广东菜[M]. 广州：广东科技出版社，2012.

[12] 丁兆平，丁双婷. 凉茶养生全家健康[M]. 北京：中国医药科技出版社，2019.

[13] 翟华强，程伟，闫永红. 中医药养生彩色图谱[M]. 北京：化学工业出版社，2014.

[14] 赵潍. 中药材食疗事典[M]. 3 版. 北京：中国纺织出版社，2014.

[15] 朱盛山，聂阳，辛年香. 岭南医药文化[M]. 北京：中国中医药出版社，2012.

[16] 王晓玲. 食在广州：岭南饮食文化经典[M]. 广州：广东旅游出版社，2006.